ÉTUDE CLINIQUE

SUR LES TROUBLES DE LA

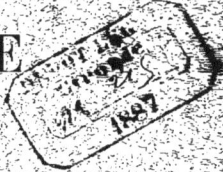

SENSIBILITÉ CUTANÉE

CHEZ LES ALCOOLIQUES

PAR LE

Dr Edmond GRASSET

ANCIEN INTERNE A L'HÔTEL-DIEU DE CLERMONT-FERRAND
ANCIEN PROSECTEUR ET LAURÉAT DE L'ÉCOLE DE MÉDECINE ET DE PHARMACIE
DE CLERMONT-FERRAND

BORDEAUX

IMPRIMERIE G. GOUNOUILHOU

11, RUE GUIRAUDE, 11

1887

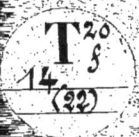

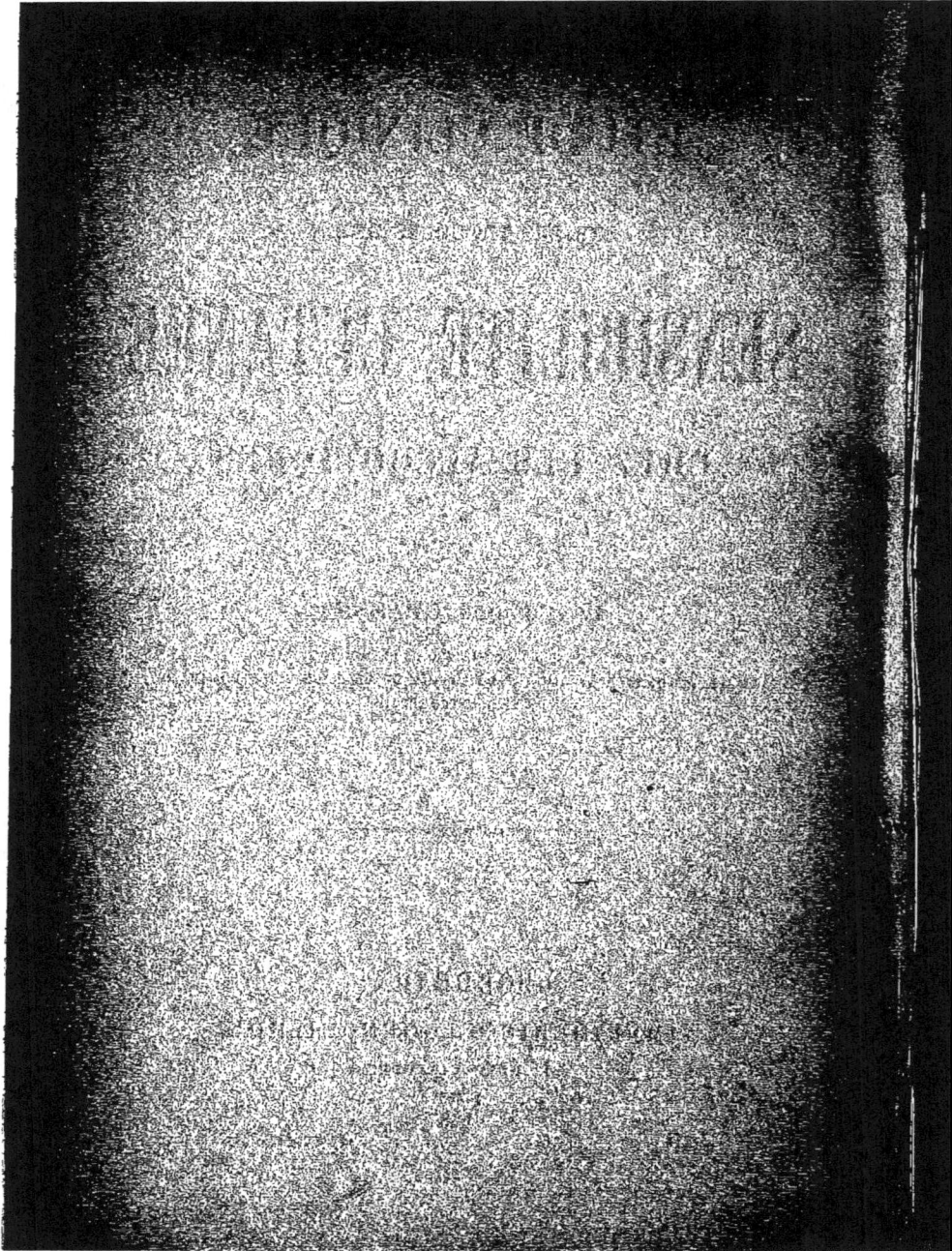

ÉTUDE CLINIQUE

SUR LES TROUBLES DE LA

SENSIBILITÉ CUTANÉE

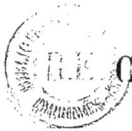

CHEZ LES ALCOOLIQUES

PAR LE

Dr Edmond GRASSET

ANCIEN INTERNE A L'HÔTEL-DIEU DE CLERMONT-FERRAND
ANCIEN PROSECTEUR ET LAURÉAT DE L'ÉCOLE DE MÉDECINE ET DE PHARMACIE
DE CLERMONT-FERRAND

BORDEAUX

IMPRIMERIE G. GOUNOUILHOU

11, RUE GUIRAUDE, 11

1887

INTRODUCTION

De grands progrès ont été accomplis depuis quelques années dans l'étude des intoxications par l'arsenic, le plomb, l'alcool, le lathyrus, etc. Mais les recherches ont surtout porté sur les accidents paralytiques; les troubles sensitifs ont été à peu près délaissés. Que sait-on actuellement des anesthésies alcooliques? Fort peu de choses; les anesthésies hystériques sont bien mieux connues. Puissions-nous, en consacrant ce travail à l'étude des troubles de la sensibilité dans l'alcoolisme, contribuer pour une petite part au développement du tableau clinique de cette intoxication.

Le choix de ce sujet nous a été inspiré par M. le professeur Pitres, qui a bien voulu nous fournir de nombreux documents et nous prodiguer ses conseils. Nous regardons comme un grand honneur d'avoir préparé notre thèse inaugurale sous les auspices d'un maître aussi éminent. Que M. le professeur Pitres veuille bien agréer l'hommage de notre plus vive reconnaissance.

Nous adressons de sincères remerciements à MM. Merget et Bergonié, à qui nous devons d'avoir expérimenté dans de bonnes conditions les vapeurs mercurielles et l'électricité; à MM. Lande et Mandillon, pour leur obligeance à nous permettre l'examen des malades de leurs salles. Exprimons enfin notre gratitude à notre excellent ami M. Lamacq, qui a bien voulu nous traduire les nombreux ouvrages étrangers que nous avons dû consulter.

Voici, en quelques mots, le plan de notre travail. Après avoir fait l'historique de la question, nous publierons nos observations. Passant ensuite à l'étude clinique des faits, nous consacrerons le chapitre III aux troubles objectifs de la sensibilité cutanée, le chapitre IV aux troubles subjectifs. Dans le chapitre V, nous passerons rapidement en revue les autres troubles sensitifs (muqueuses, etc.), moteurs, cérébraux, que peuvent présenter les alcooliques. Enfin, nous chercherons à établir dans un dernier chapitre la signification pathogénique des troubles de la sensibilité que nous aurons étudiés.

ÉTUDE CLINIQUE

SUR LES TROUBLES DE LA

SENSIBILITÉ CUTANÉE

CHEZ LES ALCOOLIQUES

I

HISTORIQUE

L'histoire des troubles de la sensibilité cutanée chez les alcooliques est intimement liée à l'histoire de l'alcoolisme chronique. Sans insister sur les différentes phases par lesquelles a passé l'étude de cette intoxication, nous devons avouer que, pendant de longues années, nos connaissances se bornèrent aux travaux de Magnus Huss. Mais, en 1865, M. Lancereaux ayant signalé « une altération granulo–graisseuse des nerfs du sentiment et du mouvement », le courant scientifique se porta vers la question des névrites périphériques. Les troubles de la motilité chez les alcooliques furent alors bien étudiés. Il n'en fut pas de même des troubles de la sensibilité. La plupart des auteurs ne s'en occupèrent qu'accessoirement, et l'on ne trouve qu'un bien petit nombre de travaux (Leudet, Magnan) consacrés à l'étude de quelques-uns des phénomènes sensitifs propres à l'alcoolisme. Nous devrons donc, pour faire un historique de la question, parcourir successivement les principaux mémoires qui ont trait à l'intoxication alcoolique, et signaler en quelques mots les faits qui nous intéressent.

En 1822, dans un article longtemps resté inconnu et dont nous devons la traduction à M. Gilles de La Tourette [1], James Jackson [2] décrit les *douleurs spontanées excruciantes* des buveurs.

Trente ans plus tard, Magnus Huss [3] signale comme symptômes rares, mais possibles, de l'alcoolisme l'hyperesthésie, la douleur et les tics douloureux ; il insiste sur les *fourmillements,* les regardant comme un symptôme constant du début de la maladie, et sur l'*anesthésie* qu'il croit intimement liée à la paralysie. Mais la place exacte qu'il assigne à ces divers troubles dans sa classification (formes prodromique, paralytique, etc...), fait perdre aux descriptions beaucoup de leur valeur.

Néanmoins, analysé en France par Lasègue [4] et Renaudin [5], l'ouvrage suédois sert de base aux articles des dictionnaires [6]. De nombreux faits, donnés jusque alors comme des cas de névralgie générale (Valleix) [7], sont rapportés au mode hyperesthésique de l'alcoolisme.

En 1865, paraît l'étude de M. Lancereaux [8] sur les altérations produites par l'abus des boissons alcooliques ; nous remarquons l'observation II : hyperesthésie avec anesthésie des extrémités ; mort ; autopsie ; névrites.

[1] GILLES DE LA TOURETTE, *Arch. de Neurol.,* mai 1887, p. 381.
[2] James JACKSON, *New England Journal of Med. and Surg.,* 1822.
[3] Magnus HUSS, *Kronische Alcoholskrankheit.* Stockholm, 1852.
[4] LASÈGUE, *Arch. gén. de Méd.,* s. V, 1, p. 49, 1853.
[5] RENAUDIN, *Ann. méd.-psych.,* p. 60, 1853.
[6] FOURNIER, Art. *Alcoolisme* du *Dict. de méd. et de chir. pr.,* I, 1864.
 LANCEREAUX, Art. *Alcoolisme* du *Dict. encycl. des sc. méd.,* II, 1865.
[7] VALLEIX, *Bulletin de thérapeutique,* t. XXXIV, 1848.
[8] LANCEREAUX, *Gaz. hebd. de méd. et de chir.,* p. 435-464, 1865.

A partir de cette époque, un grand nombre d'observations de paralysie alcoolique sont publiées, tant en France qu'en Angleterre; dans la plupart nous trouvons rapidement indiqués quelques troubles sensitifs. En Allemagne les recherches sont surtout dirigées sur la poliomyélite, la névrite multiple.

L'*hyperesthésie* fait l'objet d'une étude de Leudet (1867).[1], dans laquelle l'auteur, se basant sur trois cas suivis de guérison, « se propose d'établir la fréquence relativement grande de certaines hyperesthésies et leur dépendance d'une lésion de la moelle ». Nous réservant pour plus tard la discussion de cette question, nous nous contenterons ici de citer. Faisons ainsi pour les leçons de M. Magnan[2] sur l'*hémianesthésie de la sensibilité générale et des sens dans l'alcoolisme chronique* (1873).

En 1881, M. Lancereaux [3] publie cinq observations de paralysie alcoolique où nous trouvons signalées l'analgésie, l'hyperalgésie symétrique, l'*électro-anesthésie;* la même année, il fait quelques leçons[4] sur l'absinthisme et présente plusieurs cas que nous retrouvons dans la thèse de M. Gautier (Paris, 1882).

Nous devons mentionner en 1884 la question du nervo-tabes périphérique, bien traitée par M. Déjerine[5], et les leçons de M. Charcot[6] sur les paralysies alcooliques.

L'année suivante paraît, sur le même sujet, la thèse remarquable de M. Œttinger[7]. Dans le chapitre consacré à la symptomatologie, l'auteur, après avoir étudié la paralysie, signale successivement les fulgurations, l'hyperesthésie plus

[1] LEUDET, *Arch. gén. de méd.*, 6, s. V, p. 5, 1867.
[2] MAGNAN, *Leçons faites à l'asile Sainte-Anne,* 1873.
[3] LANCEREAUX, *Gaz. hebd. de méd. et de chir.,* février 1881.
[4] LANCEREAUX, *Gaz. méd. Paris,* 1881.
[5] DÉJERINE, *Arch. de physiolog.*, 15 février 1884.
[6] CHARCOT, *Gaz. des hôp.*, 28 août 1884.
[7] ŒTTINGER, *Étude sur les paralysies alcooliques.* Thèse Paris, avril 1885.

ou moins généralisée, la diminution de la sensibilité tactile, l'anesthésie, le retard dans la transmission des impressions, la douleur au contact d'un objet froid, l'abolition du réflexe rotulien, la conservation des réflexes superficiels. Quant à l'origine de ces troubles, l'auteur s'applique à démontrer qu'elle est périphérique.

Il nous reste enfin à signaler la leçon faite, il y a quelques semaines, par M. Charcot[1] sur les hémianesthésies toxiques (saturnisme, alcoolisme); il les compare à l'hémianesthésie hystérique, et conclut que bien souvent l'hémianesthésie dite *alcoolique* n'est qu'une anesthésie *hystérique* combinée à l'alcoolisme.

Telle est l'histoire des troubles de la sensibilité chez les alcooliques.

Nous avons seulement cité les principaux ouvrages qui touchent à la question. Quant aux nombreuses observations où sont indiqués quelques troubles sensitifs, nous les signalerons dans l'index bibliographique placé à la fin de notre travail.

(1) CHARCOT, *Bulletin médical,* 25 mai 1887.

II

OBSERVATIONS

Nous présentons dans ce chapitre les résumés de douze observations inédites; nous ne laissons quelque développement qu'aux faits relatifs à l'état de la sensibilité et à ses modifications. La publication de quelques *schémas de sensibilité à la piqûre* nous évitera de longues descriptions et facilitera l'étude comparative de la topographie des divers troubles sensitifs cutanés.

Les antécédents héréditaires et personnels, relatifs aux maladies nerveuses en général, à la syphilis, au saturnisme, etc., ont été chez tous nos malades recherchés avec soin; nous n'en parlerons que lorsque nous aurons trouvé au moins des signes de probabilité.

Signes conventionnels :
{ ███ *Analgésie;*
═══ *Hypoesthésie;*
+++ *Hyperesthésie.*

OBSERVATION I

Communiquée par M. le professeur PITRES.

P... (Vict.), trente et un ans, né à Paris, garde-malade à Bordeaux. Mère nerveuse. Un frère probablement hystérique.

Antécédents personnels. — Engagé en 1867, contracte en Algérie l'habitude de l'absinthe. Est blessé deux fois pendant la guerre de 1870-71 : une balle dans le mollet qui fut extraite aussitôt, et un coup de baïonnette en dehors de l'arcade sourcilière gauche. Revient en Afrique jusqu'en 1870. En France reste sobre jusqu'en 1878. Mais en 1878 et 1879, ayant comme garde-malade le vin à discrétion, il boit en moyenne par jour 10 litres d'excellent vin vieux. Pas d'ébriété.

Début de la maladie en 1880 par des éblouissements, des « tournements de tête ». Dès qu'il se couche, P... éprouve une sensation de chaleur par tout le corps, sans sueurs, mais s'accompagnant d'une démangeaison insupportable qui ne cède qu'à la fraîcheur. Pituites le matin.

Le 5 juillet 1881, étant de passage à Paris, P... est pris tout à coup d'un éblouissement avec vomissements, contracture de la moitié gauche de la face, polyplopie, surdité. La contracture de la face fait place quelques heures après à de la paralysie. P... passe quinze jours à l'Hôtel-Dieu, puis rentre à Bordeaux, service de M. le professeur Pitres, salle 16, n° 38.

État actuel, le 18 octobre 1881 :

Parésie du membre supérieur gauche et du membre inférieur droit.

Vue. — Parésie de l'orbiculaire gauche, avec larmoiement. Myopie de 3 dioptries. Paralysie du sphincter de l'iris des deux côtés, sans paralysie de l'accommodation. Rien au fond de l'œil.

Odorat. — La narine gauche ne sent ni l'odeur de l'ammoniaque, ni celle de l'asa fœtida; la narine droite sent parfaitement. Le chatouillement est très nettement perçu à droite, pas à gauche.

Langue. — P... sent la piqûre à droite, non à gauche. A droite seulement il sent la saveur du sel, de la coloquinte. Il a la notion d'existence de toute la langue, mais à gauche il lui semble, quand il mange, mâcher du liège.

Oreille. — Bruit de la montre perçu à droite, à 25 centimètres, à gauche au contact. Le chatouillement du conduit auditif externe est senti seulement à droite.

Sensibilité à la piqûre. — P... sent à peu près partout. Seul l'avant-bras gauche ne sent ni la piqûre, ni même le contact; la température d'un objet est mal appréciée.

P... a la notion exacte de la position des membres et de l'effort. — Intelligence bien conservée, parole facile. Sensation continuelle de pesanteur dans le côté gauche de la tête, sous le pariétal.

La marche est bonne, que les yeux soient ouverts ou fermés. Réflexes rotuliens abolis.

P... sort de l'hôpital, dans le même état, le 25 octobre.

Au mois de février 1882, il vient faire un court séjour à l'hôpital, toujours dans le même état.

Nous revoyons le malade le 29 juin 1882. Son état s'est amélioré. Pupilles égales, la gauche moins mobile. Vue moins nette à gauche qu'à droite.

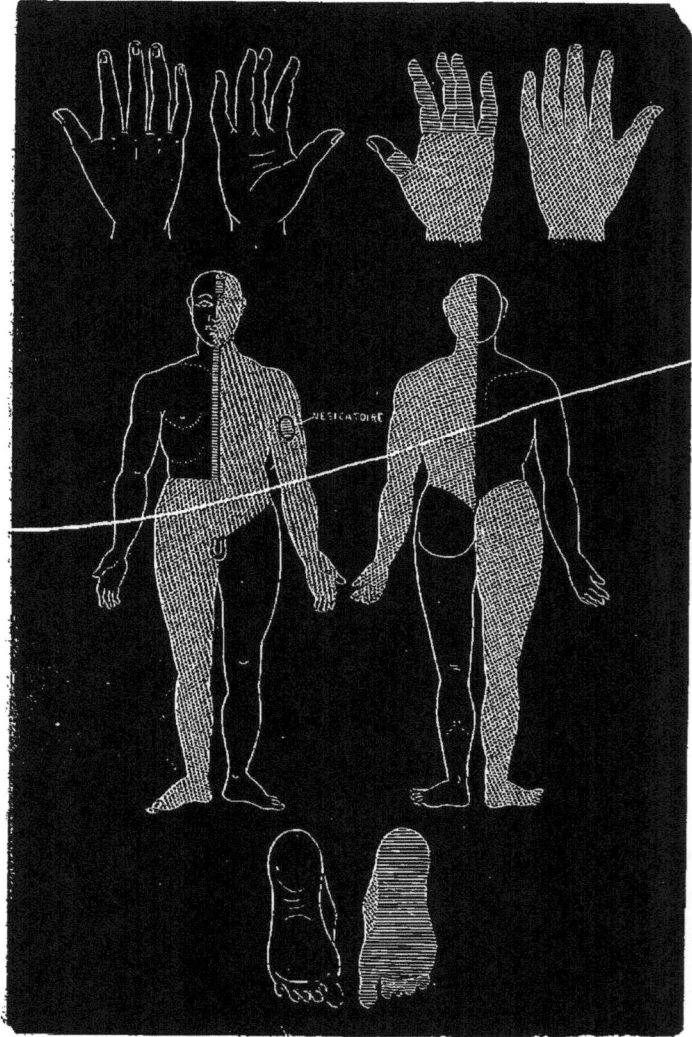

VESICATOIRE

Le contact est conservé, mais la piqûre n'est pas sentie sur la *moitié gauche de la langue*, le *membre supérieur gauche* et le *membre inférieur droit*. (Voir le schéma.)

Érections fréquentes et efficaces.

Depuis quatre jours le malade éprouve une douleur sourde s'étendant depuis le coude jusqu'au creux de la main; la nuit, soubresauts musculaires limités à cette région.

Deux pièces d'*or* sont placées sur l'avant-bras gauche et un gros *aimant* est mis en contact avec la jambe droite (analgésie). Après une demi-heure d'application, aucun changement dans la sensibilité de ces parties.

En février 1885, le malade rentre à l'hôpital pour un panaris du pouce droit. La sensibilité est la même qu'au mois de juin 1882. L'état général est meilleur. P... ne boit plus qu'un litre de vin par jour.

OBSERVATION II

Communiquée par M. le professeur PITRES.

D... (Jean), maçon, quarante-cinq ans.

A eu un chancre... en 1872, mais aucun des accidents secondaires de la syphilis.

D... boit par jour au moins deux litres de vin, sans compter de nombreux petits verres et les excès du dimanche. Il en est ainsi depuis de nombreuses années.

Début de la maladie qui le mène aujourd'hui à l'hôpital, en novembre 1884. Enflure des pieds et des jambes, de la poitrine et du visage; essoufflement; pas de fortes palpitations de cœur. Traitement : lait et vin de Trousseau. Il est rétabli au bout de trois semaines.

Au commencement de janvier 1885, D... est pris de « tournements de tête » et, de temps en temps, de douleurs lancinantes dans les jambes. Il entre à l'hôpital Saint-André, dans le service de M. le professeur Pitres, salle 16, lit 29.

État actuel, le 9 janvier 1885 :

Facies rouge violacé, yeux injectés; l'œdème, très considérable, il y a trois jours, a à peu près disparu.

Cœur. — La pointe bat dans le cinquième espace, un peu en dehors de la ligne mamelonnaire. Pas de souffle. Battements irréguliers; parfois bruit de galop. Pouls radial irrégulier, saccadé.

Appareil digestif. — En assez bon état. Quelques fortes diarrhées. Rien du côté des poumons.

Depuis trois mois, aucun désir sexuel, aucune érection. Pas de sperma-
torrhée.

Organes des sens. — Rien à signaler du côté de l'ouïe, de l'odorat et du
goût. Affaiblissement de la vue se manifestant avec une intensité variable.
Quelques éblouissements. Pupilles égales, moyennement dilatées, sensibles
à la lumière et à l'accommodation.

Sensibilité. — Les mains reconnaissent bien les objets qu'on leur présente.
Hypoesthésie, à la piqûre, de la face antérieure du cou et du tronc. La
face elle-même est hypoesthésique; le cuir chevelu est bien sensible.

Sensibilité normale aux membres supérieurs et aux cuisses. Hypoesthésie
du tiers supérieur des jambes; analgésie au froid, au chaud, à la piqûre
aux deux tiers inférieurs et aux pieds. La plante des pieds est épargnée.

De plus D... éprouve des *douleurs lancinantes* dans les jambes; ces
douleurs vont de bas en haut, jusqu'à l'abdomen qu'elles entourent en
ceinture, mais en picotant, sans étreinte. Le malade compare lui-même ces
douleurs à des coups de lance; elles se manifestent dans l'une ou l'autre
jambe, plus souvent dans la gauche. Elles font fléchir la jambe du malade,
parfois au point de le faire tomber. Mais la douleur étant unique, D... se
relève aussitôt, ne ressentant plus rien. Il en est ainsi sept à huit fois pendant
le jour; bien plus souvent la nuit; elles réveillent alors le malade.

Marche facile, les yeux ouverts ou fermés. La station sur le pied gauche
(les yeux fermés) est difficile.

Réflexe rotulien : fort à gauche, très faible à droite.

Réflexe crémastérien : bien conservé des deux côtés.

Réflexe plantaire : normal des deux côtés.

14 février 1885. Grande amélioration. Sous l'action d'un liniment
chloroformé, les douleurs lancinantes se sont calmées au point que le
malade affirme n'en avoir ressenti aucune depuis huit jours.

Il sort de l'hôpital sans œdème, sans douleur aucune.

Les irrégularités du cœur et du pouls persistent, quoique atténuées.

OBSERVATION III

La première partie de cette observation (jusqu'au mois de mai) a été recueillie par M. BOISVERT,
interne du service de M. le professeur PITRES.

R... (Fern.), comptable, trente-neuf ans. Mère probablement hystérique.

Antécédents personnels. — A seize ans, blennorrhagie suivie d'orchite; six
chancres mous avec végétations; enfin, un chancre probablement induré (?).

PLANCHE II.

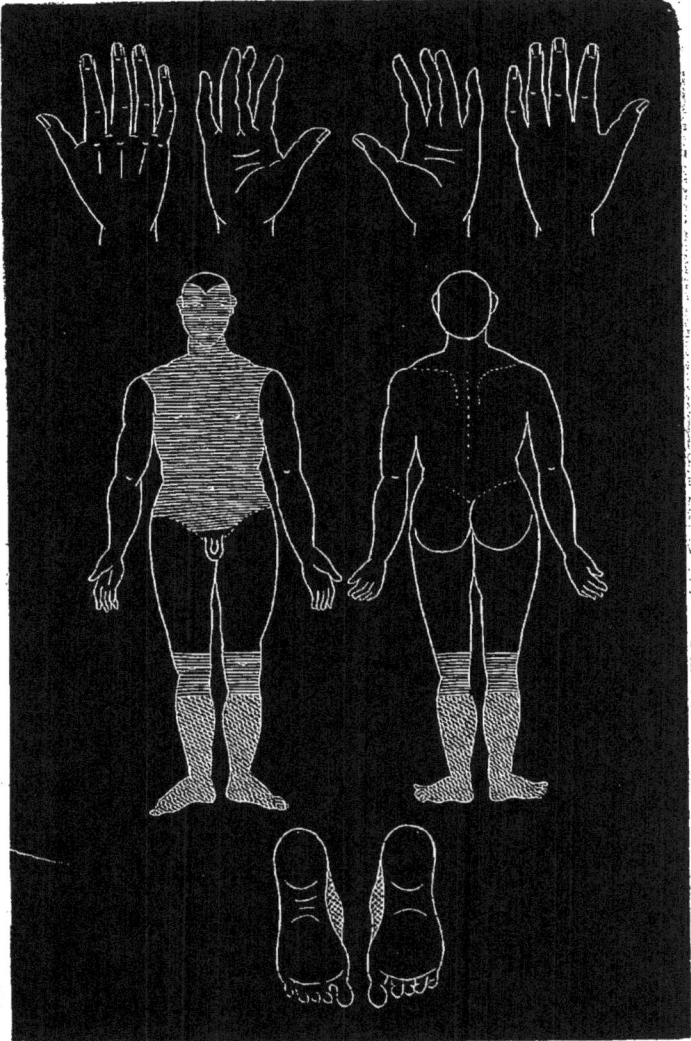

D... J... (Obs. 11), 9 janvier 1885.

Excès de boissons (absinthe, vermouth, bière) de vingt à vingt-trois ans. A cette époque, pituite le matin, céphalalgie, douleurs lombaires, rêves professionnels, cauchemars; la suppression des boissons fortes produit une bonne amélioration. A vingt-cinq ans (1873), nouveaux excès de bitter et de bière (parfois quinze verres de bitter et quarante bocks par jour) et excès génésiques presque journaliers; ainsi jusqu'en 1880.

A cette date, R... entre au chemin de fer du Médoc; il boit par jour quatre à cinq verres de bitter et sept à huit verres de rhum. Pituite; perte d'appétit, céphalalgie violente. Apparition de tremblement aux quatre membres; raideur de l'avant-bras; grande difficulté pour écrire, sensation de froid au poignet et à la main; ces phénomènes surtout marqués le matin disparaissent dès que le malade boit de l'absinthe ou du bitter.

Un matin, à l'occasion d'une réprimande, vive émotion; constriction au niveau de la région précordiale, palpitations, sueurs au visage, sensation de froid dans tout le membre supérieur droit avec fourmillements au petit doigt, et bientôt après coloration violacée de toute cette région. Impossibilité d'écrire. Puis sensation de boule douloureuse à la partie moyenne du bras; enfin sensation de chaleur au visage et à tout le membre droit. Le malade boit un verre d'absinthe et le reste de la journée n'offre rien de particulier.

La même suite de phénomènes se produit à chaque émotion (grand nombre de personnes à son guichet, présence du chef de gare, etc.).

R. . est envoyé comme chef de gare à la petite vitesse de L... Difficulté pour écrire, diminuée par excès de rhum (un demi-litre par jour).

Un matin, un employé l'appelant brusquement, R... est pris, en tournant la tête, d'une sensation de raideur dans les quatre membres, et tombe en avant, la tête la première. Il perd connaissance pendant une minute environ, puis il sent qu'on le relève et qu'on le transporte dans une salle d'attente et voit la femme du chef de gare lui porter un cordial; il ne peut parler et de nouveau perd connaissance. Il ne revient à lui que trois heures après. Les cinq jours qui suivent, R... reste au lit avec une courbature générale et de violents maux de tête. Puis il rentre à Bordeaux.

Pendant trois mois, aucun excès.

En juillet 1885, R... entre dans une maison de commerce. Nouveaux excès de boisson (cinq à huit verres de bitter et un verre de rhum par jour). Même façon de vivre jusqu'en mai 1886.

A cette époque reparaissent les phénomènes de la première période : raideur du bras et de la main, mouvements involontaires de recul du coude, tremblement des membres supérieurs; et ainsi tous les matins, surtout quand R... n'a pas fait d'excès la veille. Les rêves reparaissent (R... se voit monter en l'air, descendre dans une rivière, construire une machine). La nuit, crampes douloureuses dans les mollets.

Juin 1886. Son patron veut lui dicter une lettre. C'est le matin, et la veille a été exempte d'excès; R... éprouve la même suite de phénomènes qu'en 1880 à la gare du Médoc.

Juillet 1886. R... passe trois mois à l'hôpital Saint-André, salle 15.

Il sort amélioré. Néanmoins, le matin il éprouve une certaine gêne dans les mouvements que nécessite l'écriture.

Pendant quatre mois il ne prend qu'un verre de vin blanc le matin et deux verres de bitter par jour.

Voyant les pituites recommencer et les maux de tête augmenter de violence, R... rentre à l'hôpital Saint-André, salle 16, n° 5, dans le service de M. le professeur Pitres.

État actuel, février 1887 :

Chaque matin, quinte de toux, sans nausées. Perte d'appétit. Saveur de résine dans la bouche. Dilatation stomacale. Plaques d'athérome aux artères fémorales.

Intelligence bien conservée; mémoire assez bonne; cependant R... se rappelle difficilement ce qu'il a lu dans la journée. L'écriture, hésitante et tremblée le matin, devient très correcte le soir.

Organes des sens. — OEil. — Léger cercle sénile. La pupille réagit à la lumière et à la distance, peu à la piqûre sentie ou non. De temps en temps, vertiges avec amblyopie. Champ visuel normal; pas de vice de réfraction, pas d'achromatopsie.

Pour les autres sens et les muqueuses, voici les résultats de l'examen du Dr Lichtwitz :

Goût. — Le sel, le sucre, le sulfate de quinine ne sont goûtés que sur la base de la langue et d'une manière très faible. Le vinaigre n'est perçu nulle part, tant que le malade garde le nez bouché.

Odorat. — Toutes les odeurs (asa fœtida, rose, violette, etc.) sont bien senties par la narine gauche, faiblement par la droite.

Ouïe. — La perception crâno-tympanienne est bonne. La perception à la montre est un peu diminuée; celle à la voix chuchotée et à l'acoumètre est presque normale. Le diapason (*la* ²) placé sur le vertex est également perçu des deux oreilles. L'expérience de Rinne donne un résultat positif par les deux oreilles.

Muqueuses. — Bouche. — Analgésie presque totale. La voûte palatine, le voile du palais et les piliers du voile ne sentent pas même le contact.

Pharynx anesthésique au contact, à la piqûre et à la brûlure superficielles; les piqûres et brûlures profondes sont faiblement senties.

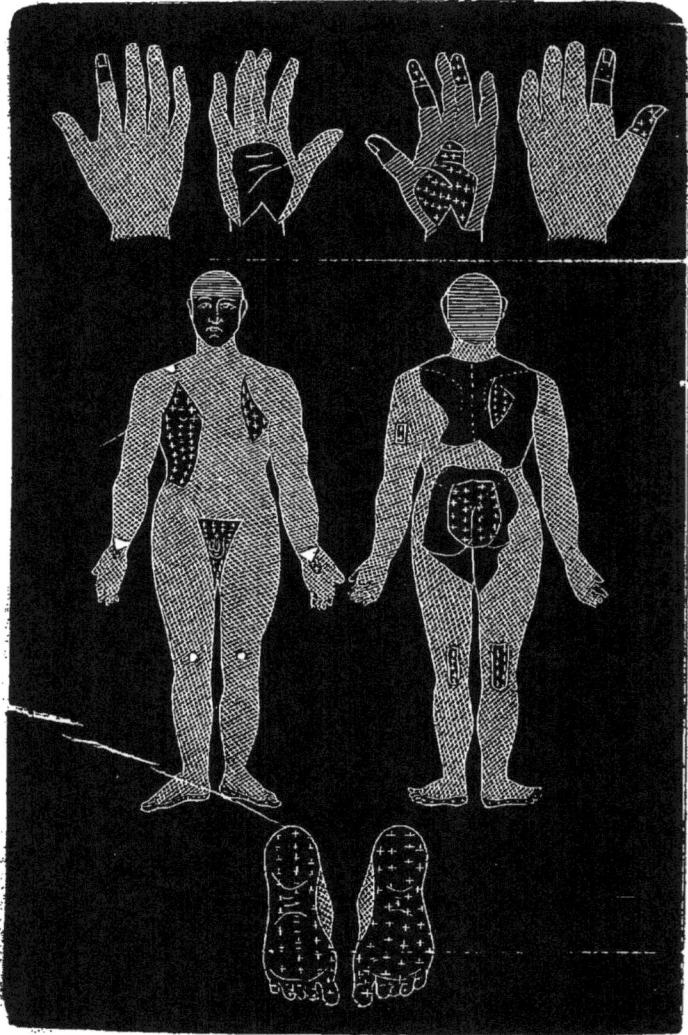

R... F... (Obs. III), 3 février 1897.

Les réflexes (nausées) de l'arrière-gorge sont conservés, bien que le malade ne sente pas le contact.

Larynx. — Hypoesthésique au contact; toutefois les réflexes sont vifs.

Nez. — Analgésie totale; de plus dans la fosse nasale droite, légère hypoesthésie au contact.

Conduits auditifs et tympans. — Analgésie des deux côtés.

Organes génésiques. — Appétit génésique conservé; érection facile et fréquente. Testicules normaux; le gauche, qui a été le siège d'une orchite, est plus sensible à la palpation que celui du côté opposé. Pression des fosses iliaques non douloureuse.

Membres supérieurs. — Intégrité des mouvements. Aucun trouble trophique. Pas de fourmillements ni de douleurs spontanées d'aucune sorte. Sensibilité à la piqûre (voir le schéma); sensibilité au chaud et au froid, diminuée au niveau des zones d'analgésie. Sensation de position bien conservée.

Membres inférieurs. — Pas de fourmillements, ni de fulgurations. Aucun trouble moteur ou trophique. Voir le schéma pour la sensibilité à la piqûre; la sensibilité à la température est assez obtuse.

Rien à signaler au tronc et à la tête, en dehors des troubles de sensibilité à la piqûre.

Sensibilité au courant faradique : varie entre 10,5 et 11,5.

Réflexe plantaire : exagéré des deux côtés.

Réflexe rotulien : exagéré des deux côtés.

Réflexe abdominal : normal des deux côtés.

Réflexe crémastérien : normal à gauche, presque nul à droite.

19 février. R... se plaint d'avoir chaque jour, de deux heures à huit heures du soir, une vive sensation de froid dans le pied gauche. Hier il lui est arrivé, en se chauffant, de sentir une odeur de linge brûlé; il s'est aperçu après quelques instants que c'était sa chaussette gauche qui brûlait; il n'avait pas senti la chaleur, l'odorat seul l'avait guidé.

Expérience I (19 février). — *Friction avec un linge sec* de l'avant-bras droit (analgésique) pendant dix minutes. Dans les premiers moments, sensation de chaleur éprouvée par le malade, puis sensation de froid assez vive, enfin température indifférente. A la fin de l'expérience, fourmillements dans les doigts. Aucun changement dans la sensibilité locale. Les piqûres saignent après l'expérience.

Exp. II (22 février). — Application d'un *sinapisme* (8/11 c/m) pendant vingt-cinq minutes sur la face antérieure de l'avant-bras gauche (analgésie). Au bout de cinq minutes, rougeur et picotement. Après les vingt-cinq minutes, la sensibilité, au pincement et à la piqûre, est revenue sur la plaque rouge du sinapisme, mais elle n'a pas dépassé la plaque d'application. Vingt-quatre heures après l'analgésie avait reparu.

Exp. III (23 février). — *Faradisation* de la face antérieure de la cuisse (pile à induction et pinceau métallique). Au bout de dix minutes, la sensibilité à la piqûre est redevenue à peu près normale, mais est limitée au lieu d'application des électrodes.

La sensibilité disparaît quinze jours après (9 mars).

Exp. IV (23 février). — Un *disque de plomb* (36 millimètres de diamètre) est appliqué pendant vingt-cinq minutes sur la face antérieure de la cuisse gauche; au bout de ce temps la sensibilité est redevenue à peu près normale, au lieu d'application de la plaque, pas au delà. Retour de l'analgésie le 10 mars.

Exp. V (23 février). — Application sur la face antérieure de la cuisse gauche d'une *plaque d'étain* (36 millimètres de diamètre), pendant vingt-cinq minutes; même résultat que pour la plaque de plomb. Retour de l'analgésie le 10 mars.

Exp. VI (24 février). — Friction du mollet droit (analgésie) avec de l'*onguent napolitain*. Au bout de dix minutes, retour de la sensibilité normale au niveau seulement de la zone frictionnée. Au moment où nous écrivons (fin juin), la sensibilité est encore normale sur cette zone.

Exp. VII (24 février). — Friction du mollet gauche (analgésie) avec de la *pommade à l'iodure de plomb* (1/8). Retour au bout de dix minutes de la sensibilité normale uniquement sur la région frictionnée. La sensibilité normale diminue sensiblement dès le lendemain, faisant place à de l'hypoesthésie. L'analgésie reparaît le 11 mars.

Exp. VIII (24 février). — Friction de la partie moyenne du bras gauche avec de la *pommade à l'oxyde de zinc*. Après dix minutes, légère sensibilité à la piqûre sur la zone frictionnée seulement. L'analgésie reparaît cinquante heures après (26 février).

Exp. IX (26 février). — Application d'un fort *aimant* sur la région externe du membre inférieur droit (analgésie). Au bout de quinze heures la sensibilité est un peu revenue au niveau même de l'application de l'aimant, mais les zones sensibles ont seulement la dimension des pôles de l'aimant. Aucun changement partout ailleurs. Le lendemain, l'analgésie reparaît.

Exp. X (2 mars). — *Bain sinapisé* (2 k. 500 de moutarde). Le malade y reste quarante-cinq minutes sans éprouver de picotements. Au début, il a une sensation de froid dans le dos et dans le membre supérieur droit; ensuite, sensation de chaleur dans les jambes, sur le tronc, enfin aux membres supérieurs. Le lendemain, 3 mars, on constate la disparition des plaques d'hyperesthésie du thorax et des mains. La piqûre est encore sentie sur les plaques d'application du courant faradique, de l'onguent napolitain et de la pommade à l'iodure de plomb. L'analgésie reparaît quelques jours après sur ces plaques (voir chacune d'elles : exp. III, VII), excepté pour l'onguent napolitain (exp. VI).

Exp. XI (8 mars). — Tout le membre supérieur droit (analgésique) est frictionné avec de l'*onguent napolitain*, ainsi que le pied gauche (hyperesthésique).

Aucun changement du côté du pied. Retour de la sensibilité à la face antérieure de l'avant-bras qui a été le plus vivement frictionnée; aucune modification à la face postérieure où la pommade a été simplement appliquée, sans friction. Le 11 mars, l'analgésie du membre supérieur a reparu.

Fin mars, avril, mai. — Aucune intervention. Le 4 avril, l'hyperesthésie a disparu pour faire place à la sensibilité normale. L'analgésie persiste aux membres supérieurs et inférieurs et au cou. Le réflexe plantaire est redevenu normal.

4 juin. — Persistance de l'analgésie aux quatre membres et au cou. La percussion du nerf cubital dans la gouttière épitrochléenne provoque une douleur qui s'étend jusqu'au petit doigt. Pupilles égales, non dilatées, réagissant peu à la lumière, très peu à la distance, point à la douleur (que la partie piquée soit sensible ou analgésique).

Exp. I' (5 juin). — *Friction sèche*. La face antérieure de l'avant-bras est frictionnée avec un linge sec. Rubéfaction presque immédiate; deux minutes après, légère sensation de chaleur localisée à la région frictionnée et qui augmente jusqu'à ce que nous cessions la friction, sept minutes. A ce moment apparaissent de légères gouttelettes de sang sur la zone frictionnée; aucune douleur, pas de fourmillements, aucune modification de la sensibilité à la piqûre et au pincement. La sensation de chaleur localisée diminue et disparaît cinq minutes après la fin de la friction.

Exp. VII' (5 juin). — Friction avec de la *pommade à l'iodure de plomb* (1/8) à la partie moyenne du bras gauche (analgésique) sur une zone formant un bracelet de 7 centimètres de hauteur. Au bout de huit minutes, la piqûre et le pincement sont nettement sentis au niveau du bracelet de friction; l'analgésie persiste au-dessus et au-dessous. Nous cessons la friction à la douzième minute. Pas de fourmillements. Le bracelet seul est sensible. Aucune modification, soit au-dessus, soit au-dessous.

La sensibilité du bracelet persiste jusqu'au lendemain matin, soit vingt-quatre heures.

Exp. IX' (6 juin). — Neuf heures matin. Application de l'*aimant* pendant vingt-cinq minutes à la face dorsale de la main *gauche* (analgésique). Dès la cinquième minute, retour de la sensibilité à la face dorsale de la main *droite*, également analgésique, dans une zone correspondant exactement au dos du cinquième métacarpien. C'est le seul effet produit; aucune modification sur la main où l'aimant a été appliqué.

La sensibilité disparaît elle-même de la plaque du cinquième métacarpien droit à cinq heures du soir, le même jour.

Exp. II' (5 juin). — *Sinapisme*. Application d'un sinapisme (8/11°/ᵐ) à la face antérieure de l'avant-bras droit (analgésique).

Quatre minutes après l'application, le malade commence à avoir une sensation de picotement, localisée au rectangle d'application.

Six minutes, apparition de la rubéfaction.

Trente minutes, apparition de la sensibilité à la piqûre. Mais à partir de ce moment, le picotement diminue d'intensité et fait place à une sensation de chaleur exactement limitée au rectangle d'application du sinapisme. La sensibilité à la piqûre elle aussi n'existe qu'à ce niveau.

Trente-cinq minutes, le sinapisme est retiré.

Quarante-cinq minutes, la sensation de chaleur n'existe plus que sur une bande de 2 centimètres de largeur, traversant presque diagonalement le rectangle; la piqûre n'est plus sentie que sur cette bande.

Cinquante-cinq minutes, la sensation de chaleur disparaît; seule la sensibilité à la piqûre et au pincement persiste sur la bande indiquée. Pendant toute la durée d'application du sinapisme, ni après, pas de fourmillements.

Une heure et demie après l'application du sinapisme, la rougeur disparaît, mais reparaît, *sans cause connue*, six heures plus tard, sans être accompagnée soit de picotement, soit de sensation de chaleur. En même temps, à la partie du rectangle située entre la diagonale et le bord radial, la sensibilité à la piqûre reparaît, un peu affaiblie, il est vrai, et moins nette que sur la bande diagonale où elle est bien conservée.

6 juin. Matin : même état qu'hier soir au niveau du rectangle; soir : *idem*.

7 juin. Matin et soir : *idem*.

8, 9, 10 juin. Matin et soir : *idem*.

Le 11, dans la soirée, l'analgésie reparaît sur *tout* l'avant-bras.

Exp. VIII' (6 juin). — Friction pendant quinze minutes du mollet gauche avec de la *pommade à l'oxyde de zinc* (1/5). Aucune modification même légère soit de la coloration, soit de la sensibilité de la peau, sur la zone frictionnée ou au delà.

Exp. III' (6 juin). — *Faradisation* de la face postérieure de l'avant-bras gauche et de la main correspondante (analgésie) : pile à induction et pinceau métallique. La sensibilité à la piqûre apparaît successivement à la partie supérieure de la région électrisée (quinze minutes), puis à la partie moyenne

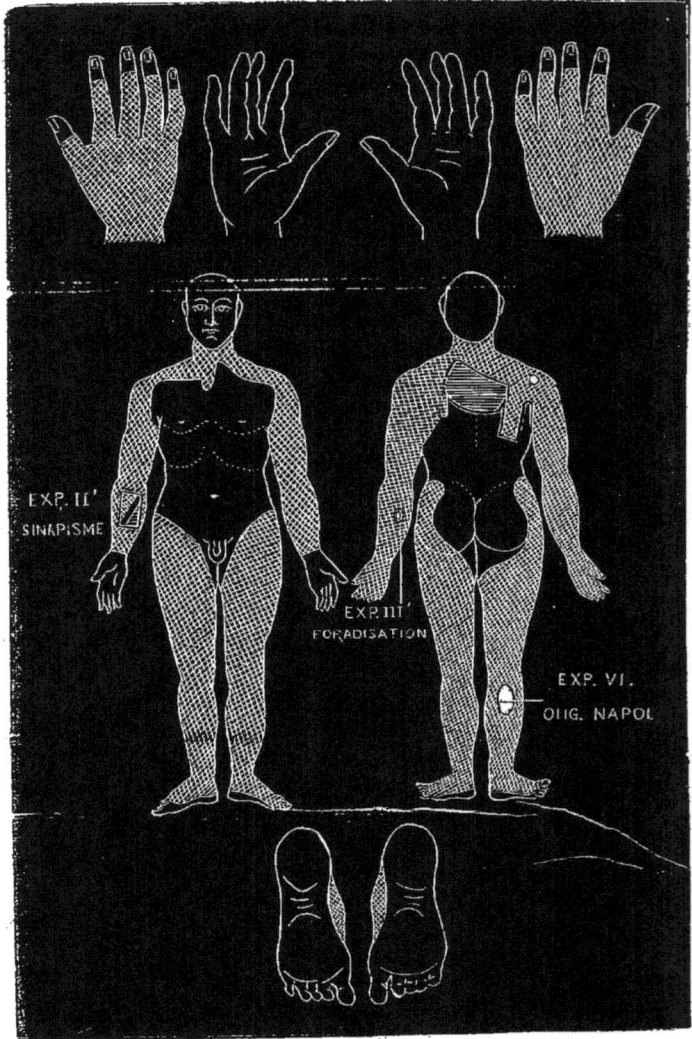

EXP. II'
SINAPISME

EXP. III'
FORADISATION

EXP. VI.
OHG. NAPOL

R... F. . (OBS. III), 8 juin 1887.

et à la main (vingt minutes), enfin au niveau du poignet (vingt-cinq minutes). Trente-cinq minutes, nous cessons la faradisation. A ce moment la sensibilité est normale sur toute la région où nous avons passé le pinceau métallique; elle est exagérée sur une plaque ronde de cinq centimètres de diamètre à la partie postéro-interne et supérieure de l'avant-bras. Il y a de la rougeur sur toute la zone électrisée.

Le soir à six heures (huit heures après), la sensibilité est redevenue ce qu'elle était avant l'expérience, excepté une plaque de sensibilité normale de la largeur d'une pièce d'argent de cinq francs, correspondant à la plaque d'hyperesthésie constatée le matin.

7 juin, matin. — Apparition d'une longue bande fusiforme de sensibilité normale, s'étendant du dos du poignet jusqu'à l'olécrâne. Pas de rougeur.
Le soir, les bords de cette plaque sont devenus dentelés.

Le lendemain 8, il ne reste qu'une petite plaque de forme étoilée. Enfin le soir, l'analgésie a reparu à tout l'avant-bras.

Exp. XII. — Application de deux pièces d'or à la partie moyenne de la face antérieure du bras.

Au bout de vingt-cinq minutes, aucune modification d'aucune nature.

Exp. XIII (7 juin, soir). — Application à la partie moyenne de la face antérieure de la cuisse gauche (analgésie), d'une plaque ronde de *fer* (36 millimètres de diamètre). Quinze minutes après, le sujet éprouve une sensation de froid passagère, limitée au niveau de la plaque.

Au bout de vingt-cinq minutes, nous retirons la plaque. Pas de rougeur. A l'analgésie a succédé une légère hypoesthésie limitée exactement à la zone d'application; rien au delà. Pas de fourmillements.

Vingt-quatre heures après l'analgésie à reparu.

Exp. XIV (7 juin, soir). — Application à la partie moyenne de la face antérieure de la cuisse droite (analgésie) d'une plaque ronde de *cuivre* (36 millimètres de diamètre). Au bout de quinze minutes, sensation de froid au niveau de la plaque d'application, durant jusqu'au moment où nous retirons le métal (vingt-cinq minutes). Rougeur manifeste, limitée au niveau de la plaque; pas de fourmillements; aucune modification de l'analgésie.

Exp. XV (8 juin, soir). — Application à la partie moyenne de la face externe de la cuisse gauche d'un disque d'*aluminium* de 36 millimètres de diamètre. Rougeur au bout de quinze minutes; au bout de vingt-cinq minutes, l'analgésie a fait place à de l'hypoesthésie dans les limites du disque. Pas de fourmillements. Le lendemain matin, l'analgésie avait reparu.

Exp. IV' (8 juin, soir). — Un disque de *plomb* (36 millimètres de diamètre) est appliqué à la partie moyenne de la face antéro-externe de la cuisse droite (analgésie). Au bout de trente minutes, aucune modification soit de

2

la coloration, soit de la sensibilité de la peau, au niveau de la plaque, comme au delà.

Exp. XVI (12 juin). — Nous *amalgamons* sur *une* seule face une plaque de *cuivre* de forme carrée (4 centimètres de côté), et nous appliquons cette face à la partie moyenne de la région antérieure de la cuisse droite (analgésie). Dès la cinquième minute, la zone d'application devient humide et noirâtre. Au bout de vingt-cinq minutes, la sensibilité à la piqûre est revenue au niveau de la plaque, non au delà. Nous retirons la plaque au bout de trente minutes. Quelques instants après, le malade éprouve une sensation de chaleur exactement limitée à la zone d'application et qui disparaît presque aussitôt. Retour de l'analgésie le 15 juin.

Exp. XVII (12 juin). — Nous *amalgamons* sur les *deux* faces deux plaques de *cuivre* de 2/3 centimètres et nous les appliquons à la partie inférieure de la région antérieure de la cuisse droite, en laissant entre elles un intervalle de un centimètre. — Apparition de la noirceur humide dès la cinquième minute; au bout de vingt minutes, la noirceur est exactement limitée aux plaques, mais la sensibilité à la piqûre existe non seulement à leur niveau, mais encore sur l'intervalle qui les sépare et sur une zone de 6 millimètres tout autour. Les plaques sont retirées à trente minutes. Presque aussitôt, sensation passagère de chaleur limitée à la zone devenue sensible. La sensibilité à la piqûre, examinée chaque jour, persiste au moment où nous écrivons.

Exp. XVIII (12 juin). — Une plaque de *cuivre*, de forme carrée (4 centimètres de côté), dont une face est *amalgamée*, est appliquée à la partie moyenne de la région antérieure de l'avant-bras gauche (analgésie): la face non amalgamée est en contact avec la peau. Au bout de vingt minutes, aucune modification de la couleur de la peau, mais la sensibilité est revenue sur une bande de 2 centimètres encadrant la plaque d'application. Au bout de vingt-cinq minutes, hypoesthésie au niveau de la plaque; tout autour, sensibilité normale sur une étendue variant de 2 à 3 centimètres. Nous retirons la plaque à trente minutes. Pas de sensation de chaleur, pas de fourmillements.

La sensibilité diminue chaque jour; retour de l'analgésie le 16 juin.

Exp. XIX (12 juin). — Un carré (5 centimètres de côté) de papier buvard gris est appliqué directement sur la face antérieure de l'avant-bras droit (analgésie); par-dessus le papier, nous plaçons deux plaques (2/3) de cuivre amalgamées sur les deux faces. Au bout de vingt minutes, aucune modification de la couleur de la peau, sous le papier, mais retour de la sensibilité sur une zone un peu moins grande que le carré de papier. Pas de sensation de chaleur, pas de fourmillements.

Retour de l'analgésie le 16 juin.

Exp. XX (13 juin). — Un *sou*, passé à la flamme et décapé, est appliqué sur la face antérieure de la cuisse gauche (analgésie). Aucune modification soit de la couleur, soit de l'analgésie de la peau, au niveau du sou et au delà. Pas de fourmillements. Nous retirons le sou au bout de vingt-cinq minutes.

Exp. XXI (13 juin). — Un *sou amalgamé* sur *une* seule face est appliqué à la partie moyenne de la face antérieure de la cuisse gauche (analgésie); la face amalgamée est en contact avec la peau. Au bout de vingt minutes, la sensibilité à la piqûre est redevenue normale au niveau du sou et sur une bande de 5 millimètres formant auréole autour de lui. Légère sueur et noirceur localisées. Pas de fourmillements, aucune sensation de chaleur ou de froid.

La sensibilité persiste au moment où nous écrivons (fin juin).

Exp. XXII (13 juin). — Un carré (10 centimètres de côté) de papier buvard gris est appliqué à la face moyenne du bras droit. Par-dessus nous plaçons un sou dont une face (celle en contact avec le papier) est amalgamée. Au bout de vingt minutes, la sensibilité est revenue sur une zone de la largeur d'une pièce de cinq francs, à la hauteur du sou. Pas de changement de couleur de la peau. Pas de fourmillements.

Retour de l'analgésie le 14 juin (soir).

Si, au lieu d'une feuille de papier buvard, nous interposons entre la peau et le sou amalgamé une double feuille de ce papier, ou un lambeau de taffetas gommé, l'analgésie ne se modifie pas, même après trente-cinq, quarante minutes.

Exp. XXIII (15 juin). — Une plaque de *zinc* de 4 centimètres carrés est appliquée sur le mollet gauche (analgésie). Au bout de trente-cinq minutes, aucune modification de la sensibilité. Pas de rougeur, pas de fourmillements.

Exp. XXIV (15 juin). — Une plaque de *zinc* de 4 centimètres carrés, dont les deux faces sont *amalgamées*, est appliquée à la partie moyenne de la face antérieure du bras gauche (analgésie). Au bout de quarante minutes, l'analgésie persiste. — Pas de fourmillements, pas de changement de couleur de la peau, pas de sueur locale.

Exp. XXV (16 juin). — Un morceau de *flanelle mercurialisée* par M. le professeur Merget (5 centimètres de largeur sur 16) est appliqué autour du mollet gauche (analgésie). Au bout de trente minutes, retour local de la sensibilité à la piqûre. Pas de fourmillements, pas de sueur, pas de rougeur ni de coloration noirâtre. La sensibilité persiste au moment où nous écrivons (fin juin).

Exp. XXVI (16 juin). — Un carré de *flanelle mercurialisée* (3 centimètres de côté) est appliqué à la face antérieure de l'avant-bras (analgésie). Au bout de quarante-cinq minutes, aucune modification soit de la sensibilité, soit de la coloration de la peau. Pas de sensation de chaleur, pas de fourmillements.

Exp. XXVII (17 juin). — *Vaseline*. Nous frictionnons avec de la vaseline la face antérieure de l'avant-bras gauche (analgésie). Au bout de vingt minutes, aucune modification de la sensibilité ni de la coloration de la peau. — Aucune sensation particulière.

Exp. XXVIII (17 juin). — *Axonge*. Nous frictionnons avec de l'axonge la région antéro-externe du bras gauche. — Dès la dixième minute, l'analgésie de cette région fait place à de l'hypoesthésie. Nous cessons la friction au bout de vingt minutes. Aucune modification de la coloration de la peau, pas de sensation de chaleur ni fourmillements ; la sensibilité à la piqûre est à peu près normale ; elle persiste actuellement (fin juin).

Exp. XXIX. — *Courant continu* le long de la colonne vertébrale. — Première séance, le 21 juin. — Le soir, retour de la sensibilité à la piqûre à une grande partie du bras droit et de l'avant-bras gauche.

Notons que l'analgésie du bras gauche avait jusqu'ici résisté à la plupart des agents expérimentés.

Deuxième séance, le 23 juin. — Le lendemain, la piqûre est sentie aux bras, aux cuisses et à une grande partie de l'avant-bras gauche.

Troisième séance, le 25 juin. — Aucune amélioration ; au contraire, l'analgésie a reparu à l'avant-bras gauche et à une partie des bras.

Exp. XXX (28 juin). — *Faradisation* des deux avant-bras (analgésie), à gauche avec une électrode en cuivre à sec, à droite avec un tampon ordinaire mouillé. Au bout de dix minutes, la sensibilité est revenue du côté gauche, pas à droite. Deux jours après, retour de l'analgésie.

Exp. XXXI (30 juin). — Faradisation de tout l'avant-bras gauche (analgésie) avec le pinceau métallique. — Au bout de dix minutes, aucun résultat.

Exp. XXXII (2 juillet, matin). — *Courants continus*, avec les tampons ordinaires, le long de l'avant-bras gauche (analgésie), pendant cinq minutes. — Sur le moment aucune modification. Le soir, la sensibilité est revenue à une grande partie de l'avant-bras.

Exp. XXXIII (2 juillet, soir). — *Électricité statique*, le long du membre supérieur gauche qui est analgésié, sauf une vaste plaque normale à l'avant-bras. Au bout de quelques instants, la sensibilité est revenue sur tout le membre.

Nous en faisons autant pour le membre supérieur droit (analgésie) ; la sensibilité réapparaît, mais le membre opposé redevient aussitôt analgésique. Véritable *transfert*.

A partir de ce moment, production d'une papule ortiée à chaque piqûre faite au membre supérieur gauche.

4 juillet. — La série d'expériences est interrompue par le départ imprévu du malade.

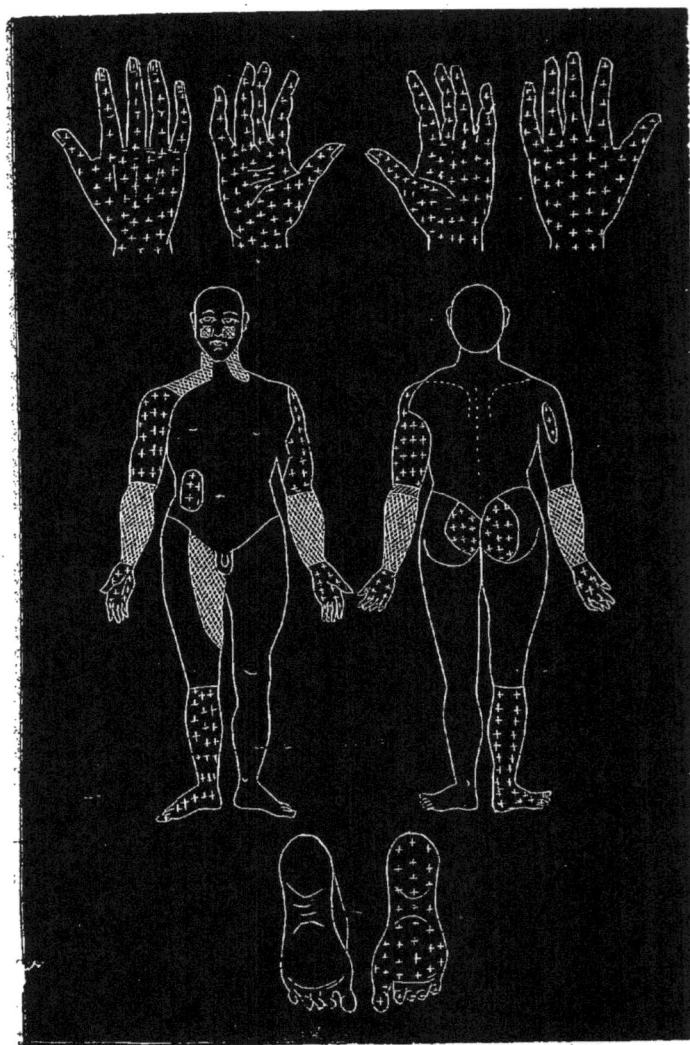

C... A... (Obs. IV), 6 juillet 18ö2.

OBSERVATION IV

Communiquée par M. le professeur PITRES.

C... (Alb.), vingt-sept ans, mécanicien. Entre le 3 juillet 1882 à l'hôpital Saint-André, salle 16, lit 7, dans le service de M. le professeur Pitres.

Fils d'absinthique, C... a lui-même commencé à boire de l'absinthe à l'âge de treize ans. Depuis, soit au Sénégal, soit en Cochinchine, il n'a cessé de s'adonner à cette liqueur, en buvant ordinairement un demi-litre, souvent un litre par jour.

En 1875, apparition d'un tremblement continuel, mais peu prononcé, des mains.

En 1878, C... est réveillé la nuit par des soubresauts; en même temps il éprouve, surtout dans la jambe droite, des sensations de piqûres profondes. Quelques rêves (lions, tigres, buffles).

Fin de 1878, attaques épileptiformes, deux fois par semaine. Il en est ainsi pendant trois ans.

Mai 1881, surviennent des douleurs dans la jambe droite et le pied droit. A chaque instant, C... est obligé de s'asseoir, à cause de la douleur dans le membre inférieur droit; de plus, il éprouve à la plante du pied une sensation de fourmillement et de duvet.

Notons des hémoptysies en janvier 1881, janvier, avril et juillet 1882. A cette dernière date C... entre à l'hôpital Saint-André.

Etat actuel, 6 juillet 1882 :

Au repos, tremblement des mains et des pieds. Ce tremblement s'exagère pour les mouvements commandés, tout en restant régulier et de petite amplitude.

Marche incertaine; le malade pour faire quelques pas est obligé de penser à ses jambes; les yeux fermés, il ne tarde pas à trébucher. Jambe gauche normale. A droite, sensation de coton à la plante du pied. C... éprouve dans ce pied des fourmillements continuels, s'exagérant la nuit au point de le réveiller.

Pas d'adipose sous-cutanée.

Rien de particulier à la face. Léger tremblement de la langue.

Parole peu embarrassée.

Le membre supérieur droit est plus faible que le gauche. Le malade est aussi inhabile d'une main que de l'autre pour l'exécution d'un travail délicat.

Actuellement, pas de cauchemars, le malade dort assez bien la nuit. Intelligence bien conservée.

Sensibilité. — Hyperesthésie à la piqûre au niveau des mains, de la jambe droite et de l'hypochondre droit; un léger contact est très douloureux. La partie externe des épaules et le tiers inférieur de la face antérieure des bras présentent de l'hyperesthésie à la piqûre; le frôlement avec une tête d'épingle, loin d'être douloureux, provoque, en ces points, des sensations agréables que le malade compare à celles que produirait l'application d'une couche de duvet, de coton.

Analgésie à la piqûre au niveau des avant-bras, aux parties latérales du cou, au niveau des pommettes et à la face antéro-interne de la cuisse droite. Le froid et le chaud sont partout appréciés, mais ils provoquent, au niveau des zones d'hyperesthésie, des sensations de picotement.

La notion de l'effort à déployer pour soulever un objet quelconque, léger ou pesant, est totalement abolie pour le membre supérieur droit.

Réflexe plantaire : exagéré à droite, normal à gauche.

Réflexe crémastérien : exagéré à droite, normal à gauche.

Réflexe rotulien : exagéré des deux côtés.

Pas de troubles du goût, ni de l'olfaction. La sensibilité à la piqûre est seulement conservée à la pointe de la langue.

Vue. — Acuité visuelle $= \frac{1}{8}$ pour la lecture.

A l'ophtalmoscope, on constate une dilatation manifeste des veines réti-niennes, et, à droite, une très légère atrophie du nerf optique. C... ne confond pas les couleurs, mais a de la peine à les reconnaître.

Rien à noter du côté des appareils digestif, circulatoire et respiratoire. Traces d'albumine dans l'urine.

Le sens génital est depuis longtemps aboli chez notre malade; C... nous déclare d'ailleurs qu'il préfère un verre d'absinthe à la plus jolie femme du monde. Les érections sont cependant conservées, mais elles sont rares.

OBSERVATION V (Personnelle).

C... (J.), quarante-deux ans, natif d'Arjac (Basses-Pyrénées), cantonnier à Lesparre.

Se plaint, depuis deux mois, d'une faiblesse générale, d'insomnie, de tiraillements dans les mollets. Depuis quelques jours, inappétence, vomis-sements glaireux tous les matins à jeun. Entre à l'hôpital Saint-André, service de M. Mandillon, salle 19, n° 17, 1er mai 1887.

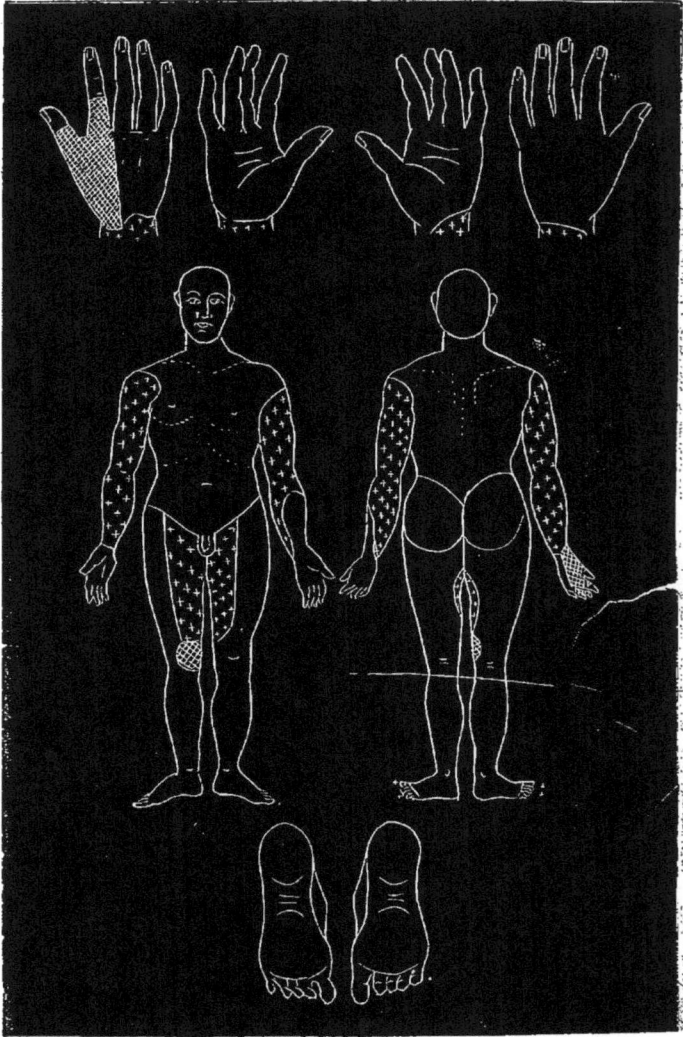

C... J... (Obs. V), 23 mai 1887.

État actuel, 23 mai :

Dilatation considérable de l'estomac. Les vomissements glaireux persistent pendant une semaine; mais le malade accuse encore une douleur vive partant de la colonne vertébrale au niveau de la huitième dorsale, et lui traversant le corps, comme un clou, jusqu'au creux épigastrique. L'appétit revient peu à peu. — Le malade avoue qu'avant son entrée à l'hôpital il buvait chaque jour au moins deux litres de vin et une ou deux gouttes; encore plus les jours de paye.

Rien de particulier du côté des appareils respiratoire et circulatoire.

Urines normales; le malade a encore quelques désirs sexuels qu'il satisfait pleinement. Nous ne trouvons ni anesthésie, ni atrophie des testicules.

La peau est sèche, un peu rouge. Le tissu cellulaire sous-cutané est peu abondant; le malade dit avoir maigri depuis quelque temps.

Aucun trouble de la motilité, soit aux membres supérieurs, soit aux membres inférieurs. Marche absolument normale, que les yeux soient ouverts ou non.

Le sommeil a reparu; mais il est de temps en temps troublé par des *rêves* et des *crampes*. Les rêves ont pour objet le travail du malade (entretien des routes), jamais de frayeurs par la vue d'animaux. Les crampes, nous dit le malade, débutent par des tiraillements partant de la partie postérieure des cuisses, au tiers moyen, et descendant jusqu'aux mollets; en même temps les membres inférieurs se raidissent, réveillant brusquement le malade. Le même phénomène a eu lieu quelquefois aux membres supérieurs; tiraillements à la partie antérieure s'étendant du milieu du bras au milieu de l'avant-bras; tiraillements également suivis de raideur du membre entier et se produisant toujours des deux côtés à la fois. Pas de trépidation épileptoïde.

Les forces musculaires sont bien conservées.

La malaxation des mollets est un peu douloureuse.

La piqûre est normalement perçue sur tout le tronc et à la tête. Au membre supérieur droit, hyperesthésie depuis la région sus-clavière jusqu'au poignet; sensibilité normale à la face palmaire de la main et à la face dorsale, sauf une plaque d'analgésie, s'étendant du bord radial jusqu'au deuxième espace intermétacarpien et comprenant la première phalange du pouce et de l'index.

Hyperesthésie de tout le membre supérieur gauche, excepté la main où la piqûre est perçue normalement, ainsi qu'une bande de 4 centimètres de large s'étendant à la région antéro-externe de l'avant-bras jusqu'à la partie moyenne.

Membres inférieurs. — Hyperesthésie de la face dorsale des orteils. Plaque d'analgésie de la largeur de la main à la face interne du genou droit. Hyperesthésie prononcée de la région antéro-interne des deux cuisses. Partout ailleurs la piqûre est normalement perçue.

Il est à remarquer que l'hyperesthésie de la face antéro-interne des cuisses coexiste avec l'*abolition absolue des réflexes crémastériens*. Les testicules, avons-nous dit, ne présentent ni atrophie ni anesthésie.

Réflexe abdominal : conservé des deux côtés.

Réflexe rotulien : aboli des deux côtés.

Réflexe plantaire : normal des deux côtés.

Dans toutes les régions hyperesthésiées il faut noter un léger *retard* dans la transmission des impressions.

Aucun trouble du côté du tact. Le malade apprécie parfaitement la chaleur, le volume, le poids des objets qui lui sont présentés. Le sens de position est bien conservé.

La sensibilité des muqueuses buccale, pharyngienne, nasale, conjonctivale, auditive, est normale.

Vue. — Le malade se plaint de mouches brillantes; de plus, il est sujet de temps en temps à des éblouissements, des « tournements de tête », lorsqu'il s'applique à regarder un objet. Les pupilles sont égales, non dilatées; elles réagissent bien à la lumière et à la distance. Cercle périkératique à peine marqué.

Pas de diplopie, pas d'achromatopsie.

Rien à signaler du côté du goût, de l'odorat, de l'ouïe.

Le malade sort le 30 mai. Amélioration générale; aucune modification ne s'est produite du côté de la sensibilité.

OBSERVATION VI

Communiquée par M. BOISVERT, interne du service de M. le professeur PITRES.

E... (Fr.), quarante-quatre ans, manœuvre sur les quais.

Excès d'alcool et d'absinthe pendant son service militaire en Algérie (1864-1870).

Depuis quelques années, boit chaque jour un litre de vin rouge, un demi-litre de vin blanc et des gouttes. Ne fume pas.

Été 1884. *Douleurs* nocturnes, apparaissant une fois par semaine, d'abord sourdes, puis *lancinantes*, localisées aux épaules et aux bras. Pas de fièvre.

PLANCHE XII.

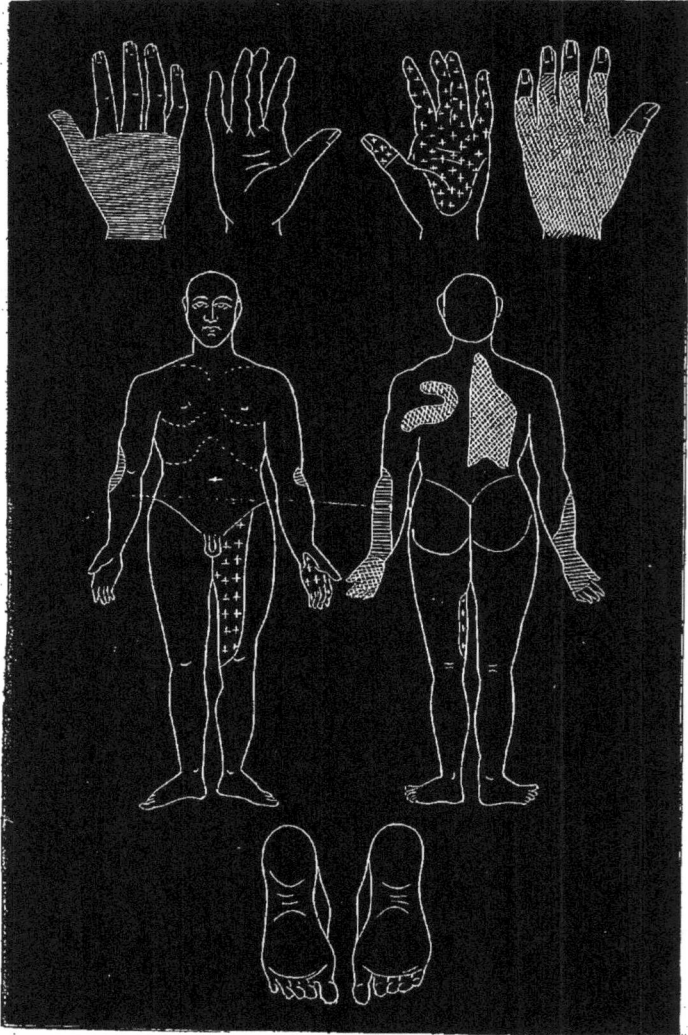

L.... A... (Obs. X), 6 juin 1887.

Janvier 1885. Mêmes douleurs, avec parésie des extrémités supérieures et œdème dorsal des poignets.

Juin 1885. La parésie des membres supérieurs augmente pendant quelques semaines; fourmillements.

Janvier 1887. Nouvelles douleurs lancinantes qui le font entrer à l'hôpital Saint-André, où nous le trouvons dans le service de M. le professeur Pitres, salle 16, lit 31.

État actuel, 11 janvier :

Rien à noter du côté des appareils respiratoire, circulatoire et digestif.

Membres supérieurs. — Tous les mouvements sont bien exécutés, excepté l'extension des doigts qui ne peut se faire complètement.

Sensibilité à la piqûre (voir le schéma). La sensibilité à la chaleur suit les mêmes variations. Les sensations tactiles (contact, forme, volume, dureté) sont bien conservées; de même pour le sens de position.

La pression modérée des masses musculaires n'est pas douloureuse; les testicules, non atrophiés, sont bien sensibles à la pression.

Œdème dorsal des poignets en voie de desquamation.

Membres inférieurs. — N'offrent rien à signaler, soit au point de vue de la motilité, soit à celui de la sensibilité. Marche normale (yeux ouverts ou fermés). Pas de troubles trophiques.

Réflexe rotulien : exagéré, surtout à droite.

Réflexe crémastérien : normal des deux côtés.

Réflexe abdominal : faible des deux côtés.

Réflexe plantaire : fort des deux côtés.

Muqueuses. — Toutes bien sensibles. Réflexe à la titillation du voile du palais bien conservé.

Vue. — Acuité visuelle bonne; léger rétrécissement concentrique du champ de l'œil droit. Fond de l'œil normal. Pupilles égales, non dilatées, sensibles à la lumière, peu à la distance, point à la piqûre (douloureuse ou non).

Ouïe. — Acuité un peu diminuée à gauche; bourdonnements depuis six ans. Rien à droite.

Goût et odorat bien conservés.

Sens génital bien conservé; érections normales.

Mémoire bonne. Pas d'insomnie; quelques rêves professionnels (charrettes, navires).

18, 19, 21 janvier. Douleurs lancinantes au coude, toujours sans fièvre.

24 janvier. Les troubles de sensibilité du bras et de l'avant-bras ont disparu; la piqûre est aussi nettement perçue dans ces deux régions que sur le thorax. Les faces dorsale et palmaire des mains, à partir de l'articulation du poignet, présentent seules une hypoesthésie encore assez nette.

Exp. I. — Si on *frictionne* pendant cinq minutes la face dorsale de la main droite avec une *compresse sèche,* l'hypoesthésie disparaît complètement et la sensibilité revient, non seulement sur la partie frictionnée, mais sur toute l'étendue de la main ; seule l'extrémité des doigts reste légèrement hypoesthésique.

Exp. II. — L'*aimant* est placé sur la face dorsale de la main gauche; au bout de cinq minutes, légers changements dans la sensibilité de la main droite; au bout de dix minutes, retour complet de la sensibilité normale; les extrémités des doigts restent seules hypoesthésiques.

Exp. III. — Si on applique un *sinapisme* sur l'extrémité des doigts, il n'est nullement senti au bout de dix minutes. Aucune modification.

A la suite de ces expériences (27 janvier), l'hypoesthésie des mains ayant fait place à la sensibilité normale, nous avons dû cesser nos recherches.

Depuis cette époque, la sensibilité n'a pas cessé d'être normale (juin).

13 février. Douleurs fulgurantes dans l'épaule et le bras droit.

1er mars. Douleur fulgurante au poignet droit.

4, 14, 25 mars. Douleur fulgurante au bras gauche.

Ces douleurs se reproduisent ainsi à intervalles variant de dix à vingt jours, et entraînent pour la journée une diminution de la force dynamométrique du membre correspondant (20 au lieu de 50 kilog.).

Observation VII

La première partie de cette observation (jusqu'au mois de mai) a été recueillie par M. Boisvert, interne du service de M. le professeur Pitres.

L... (Eug.), trente-cinq ans, rouleur dans les chais.

Depuis une dizaine d'années, boit habituellement un verre de rhum le matin et, dans la journée, deux litres de vin d'Espagne, quelquefois moins, souvent plus.

Pour la première fois en décembre 1886, L... a ressenti des fourmillements, puis de l'engourdissement dans tout le côté droit du corps (tête, tronc, membres). En janvier 1887, la main droite est frappée d'impotence; L... ne peut saisir son pantalon, le boutonner, etc. La nuit, il est réveillé par des crampes qui mettent cette main en griffe. A la fin du même mois, surviennent dans cette même main des fourmillements.

1er mars 1887. — L... entre dans le service de M. le professeur Pitres, salle 16, lit 11, hôpital Saint-André.

A cette époque, aucun trouble du côté des appareils circulatoire, respiratoire, digestif. Pas de pituite. Aucune réaction de dégénérescence. Difficulté légère à étendre les doigts de la main droite. La sensibilité tactile est fort diminuée. L..., même en se regardant les mains, sent à peine une cuiller qu'on lui dit de prendre sur une table ; longs tâtonnements pour la saisir, hésitation pour la porter à la bouche, autant avec la main gauche qu'avec la main droite. Le malade ferme-t-il les yeux, les mains ne reconnaissent plus quelle extrémité de la cuiller leur est présentée. Déformation en massue de toutes les phalangettes des doigts. Rien aux orteils.

La sensibilité à la chaleur est partout conservée ; dans tout objet, les mains n'apprécient que la température, mais ni le poids, ni la forme, ni le volume, ni la dureté.

La sensibilité à la piqûre est normale partout, excepté aux mains. Main droite : analgésie de la face dorsale, moins les phalangettes (sensibilité normale) ; à la face palmaire, légère hyperesthésie de tous les doigts et du creux de la main ; légère hypoesthésie au niveau des éminences thénar et hypothénar. Main gauche : analgésie de la face dorsale, moins les phalangettes (sensibilité normale) ; à la face palmaire, zone d'hyperesthésie comprenant l'auriculaire et le creux de la main ; hyperesthésie aux phalangettes. Le reste est hypoesthésié.

Le *sens de position* est complètement perdu pour le membre supérieur droit, incomplètement pour le gauche ; il est bien conservé pour les membres inférieurs. Marche normale.

Toutes les muqueuses sont sensibles ; le moindre chatouillement du voile du palais provoque une forte nausée.

Réflexe plantaire : normal des deux côtés.

Réflexe rotulien : normal des deux côtés.

Réflexe crémastérien : faible des deux côtés.

Réflexe abdominal : normal des deux côtés.

Rien du côté de l'ouïe, du goût et de l'odorat.

Vue. — Acuité bonne. Rétrécissement concentrique du champ visuel pour chaque œil. Dyschromatopsie : L... reconnaît difficilement le rouge et le vert.

Œil gauche : taie ; traces d'anciennes granulations.

Œil droit : ptérygion.

Pupilles égales, peu dilatées, réagissant bien à la lumière, peu à la distance, point à la piqûre (en quelque point qu'elle soit faite).

Intelligence moyenne, mémoire bonne, pas de rêves.

Fin mars. La main gauche, jusqu'ici moins atteinte, est aussi inhabile et aussi paralysée que la main droite. La flexion des doigts est seule possible,

Exp. I (31 mai). — Nous frictionnons avec un *linge sec* la face dorsale de la main gauche (hypoesthésie); la rubéfaction apparaît presque aussitôt, ainsi qu'une sensibilité peut-être un peu plus nette à la piqûre. Pas de fourmillements. La piqûre est encore assez bien sentie vingt-cinq minutes après la friction (qui a duré huit minutes), mais l'hypoesthésie reparaît dès la trente-cinquième minute.

La friction sèche du creux de la main (hyperesthésie), pratiquée pendant dix minutes, ne modifie en rien cette hyperesthésie.

Dans ces deux expériences, les parties non frictionnées n'ont subi aucune modification de sensibilité.

Exp. II (1er juin). — Application sur la face dorsale de la main droite (analgésie) d'un *sinapisme* (4/6) pendant quinze minutes.

La rubéfaction apparaît dès la huitième minute et disparaît le lendemain. Une légère sensation de brûlure apparaît aussi à la huitième minute, mais diminue presque aussitôt pour disparaître complètement à la douzième minute.

Pendant tout le cours de cette expérience, l'analgésie a persisté; aucune variation dans la sensibilité des régions voisines.

Exp. III (1er juin). — La main gauche est entourée d'une forte couche de *ouate* pendant quarante-cinq minutes. Dès la trentième minute, légère sensation de chaleur, mais qui n'augmente pas d'intensité. Quand nous retirons la ouate, nous constatons que la main est un peu mouillée de sueur; les mouvements de la main, même ceux d'extension, sont plus faciles; mais la sensibilité à la piqûre n'a subi aucun changement.

Exp. IV (2 juin). — La main droite est plongée dans de l'eau froide (12°). Le malade sent le froid. Le pouls est sensiblement le même pour la main immergée que pour celle qui est à l'air. Aucun changement de couleur de la peau; aucune modification de la sensibilité au bout de quinze minutes; nous retirons de l'eau la main du malade.

L... accuse un léger engourdissement de la main; pas de fourmillements.

Exp. V (3 juin). — Application de l'*aimant* à la face dorsale (analgésie) de la main droite. Dès la deuxième minute, et tant que dure l'application de l'aimant, petits mouvements en sens divers de chacun des doigts aux deux mains. Au bout de quinze minutes, nous retirons l'aimant; aucune modification de la sensibilité de la main droite, même aux points d'application de l'aimant; à la main gauche, toute la face dorsale (hypoesthésie) est maintenant bien sensible à la piqûre; aucune modification à la paume des mains.

Vingt-quatre heures après, la sensibilité est redevenue ce qu'elle était avant l'expérience.

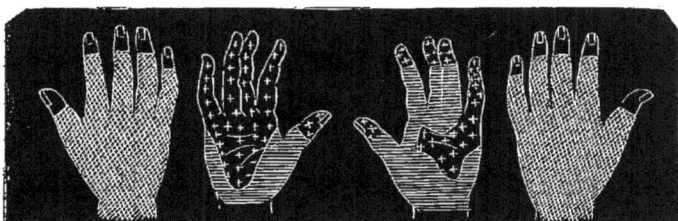

2 mars 1887.

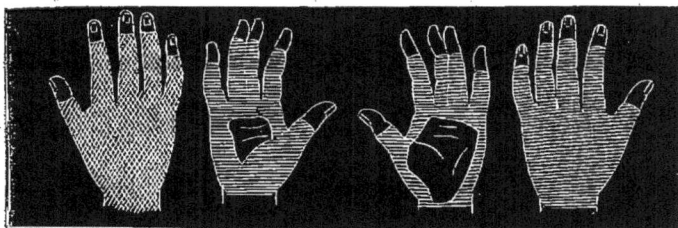

L... E... (Obs. VII), 6 juin 1887.

Exp. VI (7 juin, matin). — Friction à la face *dorsale* de la main droite (analgésie) avec de la *pommade à l'iodure de plomb* (1/8). Au bout de dix minutes, fourmillements à la face *palmaire* des doigts; sur la face frictionnée la piqûre est maintenant un peu sentie, moins nettement toutefois qu'à la face dorsale des phalangettes, où la sensibilité reste normale.

Après quinze minutes, nous cessons la friction. Léger engourdissement de la main frictionnée.

Un quart d'heure plus tard, disparition des fourmillements.

Le soir, à trois heures (six heures après), l'analgésie a reparu, sauf sur une plaque de la dimension d'une pièce d'argent de vingt centimes, au niveau du premier métacarpien.

Le lendemain, la petite plaque d'hypoesthésie est elle aussi redevenue analgésique.

Exp. VII (7 juin). — Sur la face dorsale de la main gauche (hypoesthésie), nous appliquons un disque de *cuivre* de 36 millimètres de diamètre. Au bout de quinze minutes, pas de rougeur, pas de fourmillements, pas d'engourdissement; aucune modification de la sensibilité.

Exp. VIII (8 juin). — Application sur la face dorsale de la main gauche (hypoesthésie) d'un disque d'*aluminium* de 36 millimètres de diamètre. Au bout de vingt minutes, aucune modification de la sensibilité. Pas de rougeur, d'engourdissement ni de fourmillements.

Exp. IX (8 juin). — Expérience avec disque de *fer* dans les mêmes conditions : résultat négatif.

Exp. X (9 juin). — Expérience analogue, dans les mêmes conditions, avec un disque *de plomb*. Résultat négatif.

Exp. XI (10 juin). — Application à la face dorsale de la main droite (analgésie) d'une *plaque de cuivre amalgamée* sur ses deux faces. Dès la dixième minute, noirceur et humidité au niveau de la plaque. Au bout de trente-cinq minutes, nous retirons la plaque. Pas de fourmillements; aucune modification de l'analgésie.

10 juin. Réapparition à la main gauche des fourmillements qui ont marqué le début de la maladie. Cette main va beaucoup mieux. La plaque de sensibilité normale de la face palmaire gagne d'étendue, et l'analgésie a fait place à de l'hypoesthésie.

La pression du cubital à son passage dans la gouttière épithrochléenne provoque, à gauche, une sensation de constriction légère du poignet et une douleur assez vive dans l'annulaire. A droite, même sensation au poignet, et douleur vague s'irradiant dans tous les doigts.

Exploration électrique (21 juin 1887). — Courant faradique : Deux tampons mouillés : l'indifférent à la nuque, l'autre sert à l'exploration. Les chiffres indiquent la distance en centimètres que la bobine mobile aurait à parcourir pour recouvrir complètement la bobine fixe; aussi, le courant est-il d'autant plus fort que le chiffre est plus faible.

	MEMBRE supérieur droit.	MEMBRE supérieur gauche.
Au niveau du deltoïde	10,5	11,5
— du biceps . . . . (Ce courant fait fortement contracter le biceps)	11	11,5
— du triceps	11	12
— des radiaux	11	11
— du cubital antérieur.	11,4	11,4
Au pli du coude.	12	12
Au niveau des extenseurs	11,5	11
— des fléchisseurs	11,5	11,5
— de l'émin. thénar . .	11,5	11
— — hypoth . .	11,5	10,5
A la face dorsale de la main . . .	10,5	11,5
— palmaire de la main.	11,5	11.5
— dorsale des doigts . .	10,5	12
A l'extrémité palm. des doigts.	12	12

Sur le reste du corps, la sensibilité minima oscille entre 11 et 14.

OBSERVATION VIII

Communiquée par M. le professeur PITRES.

D... (J.), trente-cinq ans, tonnelier.

Nous relevons parmi ses antécédents : en 1877, l'ablation du testicule droit, qui avait été fortement atteint par un coup de pied de cheval; et, en 1882, un abcès de la paroi postérieure droite du thorax avec fistule persistante.

D... a commencé à boire comme soldat en Afrique (trois ou quatre verres d'absinthe par jour); il a continué comme tonnelier, mais préférant le vin (trois ou quatre litres au moins par jour). Ivresse rare. Excès génésiques; mais depuis l'accident qui lui fit perdre un testicule, D... a à peu près perdu tout désir. Du reste, ce n'est pas le seul malheur dont cet accident fut cause; car, pendant sa convalescence, D..., qui était resté chez son patron, se passionna pour la bouteille, au point de boire par jour neuf à dix litres de vin à 15° environ.

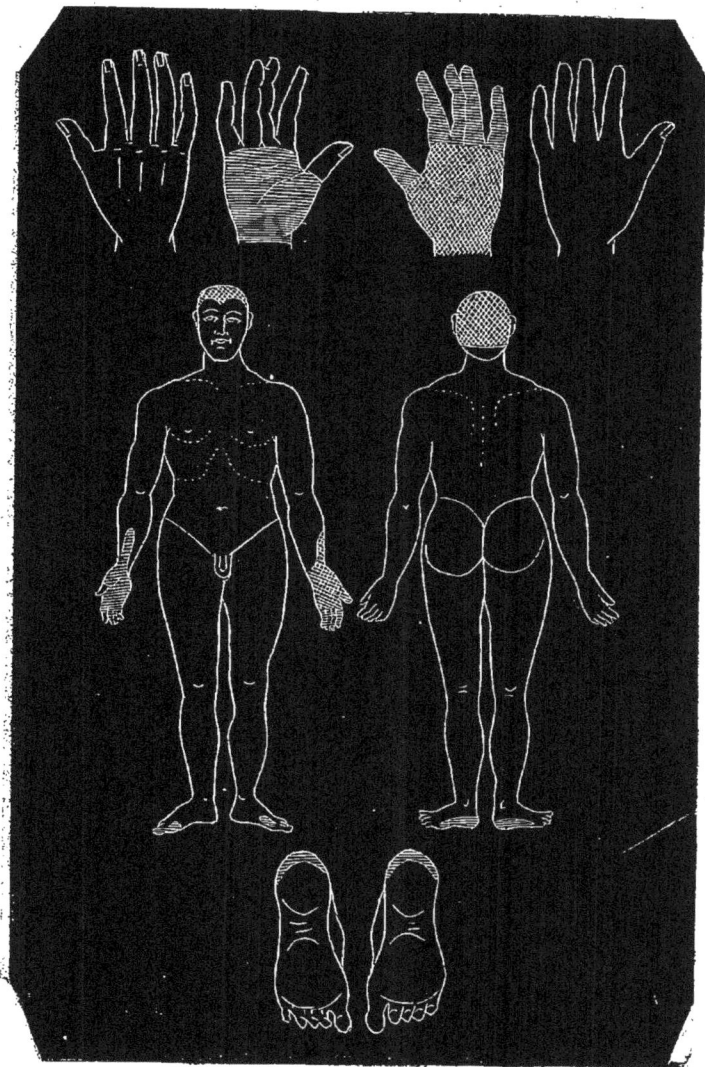

D... J... (OBS. VIII).

De plus il dépensait tout son traitement en achats de liqueurs. Il en est ainsi depuis six ans. Ces incessantes libations l'ont forcé souvent à entrer à l'hôpital. Quelques semaines d'un régime sobre le remettaient sur pied pour quelque temps.

État actuel, 20 mai 1883 :

Inappétence; pituite le matin. — Urine normale. Digestion facile. Tremblement des mains, de la tête, de la langue, des lèvres et des jambes; il est surtout marqué le matin à jeun.

Les muscles des bras et des cuisses présentent souvent des crampes, quelquefois des soubresauts.

Les réflexes rotuliens sont conservés.

Sensibilité à la piqûre (voir le schéma).

Organes des sens. — Vue actuellement bonne; mais affaiblie à chaque excès. L'ouïe s'affaiblit graduellement; D... a des bourdonnements et des sifflements dans les oreilles. Le goût et l'odorat diminuent très sensiblement. Ces accidents s'amendent après un repos et une abstinence de quelques jours.

D... a parfois des hallucinations de la vue; il croit voir des objets qui disparaissent à son approche; il lui semble voir passer des ombres devant les yeux.

Rêves terrifiants qui interrompent souvent son sommeil : animaux fantastiques, vin se changeant en crapauds, etc., etc...

Appareil circulatoire. — Radiales manifestement athéromateuses.

Rien au cœur.

D... sort amélioré au bout de quelques jours. Il rentre le 2 août 1883, avec de la dysenterie et succombe le 7 août à des accidents urémiques comateux.

OBSERVATION IX (Personnelle).

C... (Bern.), cinquante ans, charretier sur les quais.

Entré le 15 mai, salle 19, lit 3, service de M. Mandillon. Souffre depuis cinq mois d'une vive douleur à l'épigastre. Deux ou trois fois par vingt-quatre heures (le jour comme la nuit) le malade éprouve dans cette même région une sensation d'arrachement suivie de nausées et de vomissements glaireux. Le malade est prévenu qu'une de ces crises va éclater, par un gonflement anormal des veines des membres supérieurs qui attire son attention.

Face rabelaisienne. C... boit beaucoup lorsque l'occasion se présente sur le quai des marchandises (tantôt rhum, tantôt vin d'Espagne). S'enivre rarement.

Peau grasse, onctueuse; sueurs abondantes, non localisées. Pas de troubles trophiques.

Voix légèrement rauque.

Légère dilatation stomacale. Pituites.

Rien de particulier du côté de la circulation.

Mictions fréquentes; le malade se lève deux ou trois fois par nuit pour satisfaire ce besoin.

Rarement tourmenté par l'appétit génésique; l'érection se fait encore bien; les testicules, non atrophiés, sont sensibles à la pression.

Amaigrissement notable depuis quelques mois, d'après le malade.

Aucune paralysie; mais malaise général très prononcé; fatigue au moindre travail. Marche normale (yeux ouverts ou fermés).

Réflexe rotulien : aboli des deux côtés.

Réflexe plantaire : normal des deux côtés.

Réflexe crémastérien : exagéré des deux côtés.

Réflexe abdominal : exagéré des deux côtés.

Sensibilité. — Le malade apprécie bien le contact, le poids, la chaleur, la forme, la dureté de tout objet qui lui est présenté.

La piqûre est partout sentie; hyperesthésie manifeste aux régions épigastrique et ombilicale, à toute la face palmaire de la main droite et à la face palmaire de la main gauche (moins les éminences thénar et hypothénar). Enfin plaque d'hyperesthésie à la face antéro-interne et supérieure des deux cuisses; la moindre piqûre provoque une ascension violente des deux testicules; une piqûre un peu forte fait crier le malade qui retire vivement ses membres inférieurs.

La pression des fosses iliaques est douloureuse; de même pour l'épigastre et pour les nerfs cubitaux à leur passage dans la gouttière épithrochléenne.

Partout la piqûre est perçue sans retard, sans redoublement; pas d'erreur dans la localisation.

Les muqueuses n'offrent rien de particulier; de même pour les organes du goût, de l'odorat, de l'ouïe.

Vue. — Pupilles égales, resserrées, réagissent bien à la lumière, à la distance, à la piqûre. Cercle périkératique. Presbytie.

Le sens de position est partout conservé.

Pas de rêves, pas d'hallucinations.

Le malade sort le 16 juin 1887.

PLANCHE X.

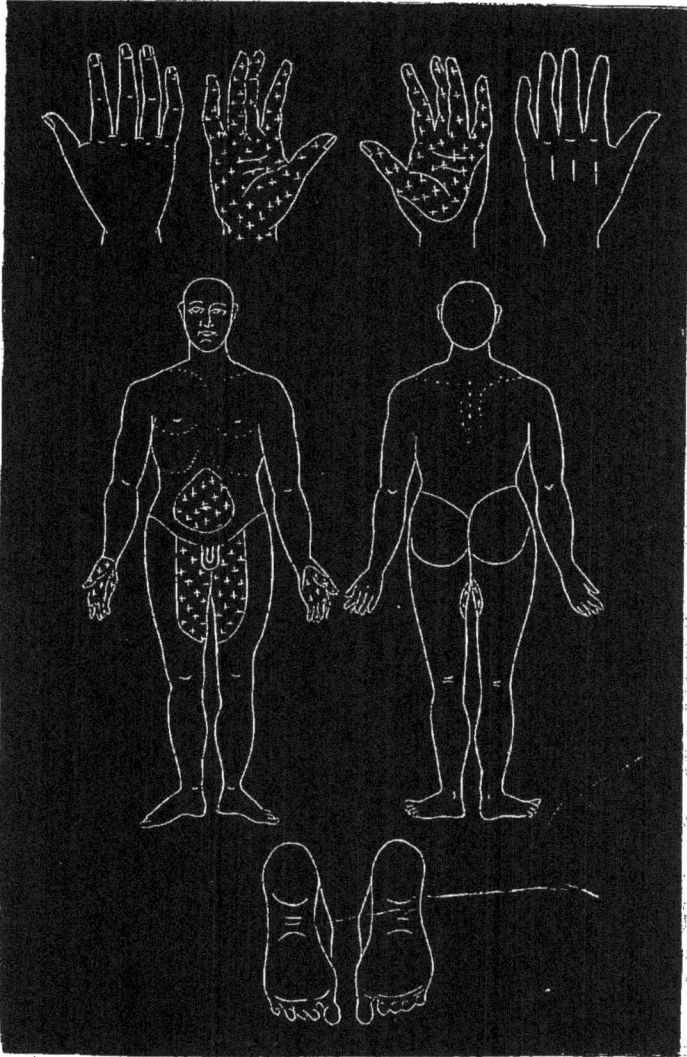

C... B... (Obs. IX), 25 mai 1887.

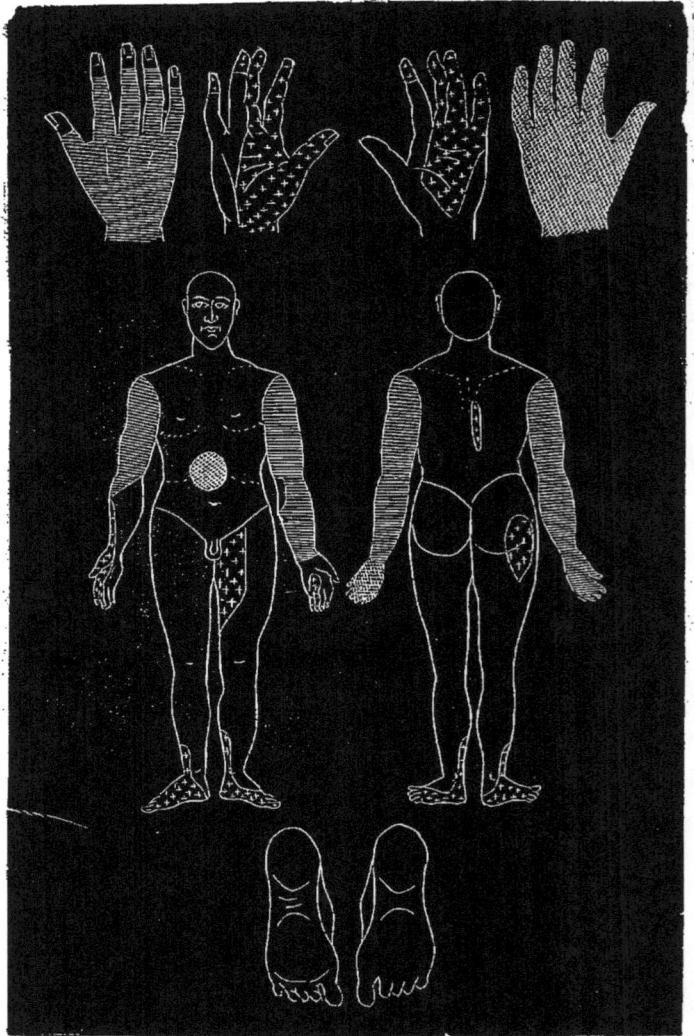

L... A... (Obs. X), 28 mai 1887.

OBSERVATION X (Personnelle.)

L... (Alf.), quarante-trois ans, cuisinier à Royan.

Entré le 1er mars à l'hôpital Saint-André, dans le service de M. Mandillon, pour une bronchite.

Passe le 8 avril 1887 dans le service de M. le professeur Pitres, salle 17, lit 6, pour des tremblements intermittents de la tête.

Habitudes alcooliques depuis l'âge de dix-neuf ans. Il buvait alors, comme garçon de café, de l'absinthe et huit à dix bocks par jour. A vingt-deux ans, L... fait son service militaire en Cochinchine : plusieurs verres de tafia et six verres d'absinthe par jour. A l'armée du Nord (1870-71), nombreux verres d'eau-de-vie, surtout le matin.

Libéré, L... exerce la profession de cuisinier; il boit ordinairement quatre à cinq bouteilles de vin par jour; pas de liqueurs. Il en est ainsi depuis quinze ans.

L... a eu un chancre en Cochinchine (1866); depuis, aucun accident.

Chaque soir, vers quatre heures, le malade est pris d'un tremblement de la tête, consistant en un va-et-vient de droite à gauche et *vice versa*. Ce mouvement se fait d'une façon continue et régulière; durée, une heure environ. Pas de vertige, pas de céphalée.

Intelligence moyenne. Le malade constate parfois des lacunes dans sa mémoire. Parole claire. Caractère gai. Quelques rêves ayant rapport à son travail, aux femmes, jamais aux animaux. Pas de fourmillements.

L'appareil digestif fonctionne assez bien. Légère dilatation stomacale. Aucune trace de bronchite. Rien du côté des fonctions circulatoires.

L... urine souvent, et peu chaque fois. Désirs génésiques bien conservés; l'érection se fait bien. Quelques pollutions nocturnes.

Aucun trouble de la motilité aux membres supérieurs comme aux inférieurs. L... ne peut se livrer à des travaux pénibles; il éprouve comme une courbature légère et persistante. Marche absolument normale (yeux fermés ou ouverts).

Sensibilité. — L... apprécie parfaitement le contact, le poids, la dureté, la chaleur des objets qui lui sont présentés.

Sensibilité à la piqûre. — Zones d'hyperesthésie à la face palmaire des mains, à la face dorsale des pieds, aux régions antéro-interne de la cuisse gauche, postéro-externe de la cuisse droite, enfin au niveau des huitième, neuvième, dixième, onzième et douzième dorsales.

3

Analgésie à la face dorsale de la main gauche et à l'épigastre.

Hypoesthésie au bras et à l'avant-bras du côté gauche, au bras droit et à la face postérieure de l'avant-bras et de la main de ce côté (voir le schéma).

Réflexe plantaire : exagéré à gauche, normal à droite.

Réflexe crémastérien : aboli des deux côtés.

Réflexe abdominal : aboli des deux côtés.

Réflexe rotulien : normal à droite, un peu fort à gauche.

Pas de trépidation.

La malaxation des mollets n'est pas douloureuse; les testicules ne sont pas atrophiés, ils sont sensibles à la pression.

La pression des fosses iliaques, de l'épigastre, n'est pas douloureuse.

Pas de fourmillements, pas de douleurs spontanées.

Vue. — Acuité visuelle affaiblie depuis un an. Cercle perikératique. Pupilles égales, peu dilatées, réagissent bien à la lumière, peu à la distance, peu à la piqûre faite sur une plaque d'analgésie ou de sensibilité normale.

Rien de particulier du côté du goût et de l'odorat.

Ouïe. — Bonne à droite, faible à gauche. L... entend toujours dans cette oreille comme un bourdonnement de coquillage. Jamais d'otorrhée.

Sens musculaire bien conservé.

Muqueuses. — Sensibles à la piqûre, excepté la langue dans ses deux tiers antérieurs et la muqueuse de la voûte palatine.

La luette est insensible; le contact ne provoque pas de nausées.

Nous avons dit que le malade apprécie sur tous les points du corps la chaleur des objets qui lui sont présentés. Mais la chaleur que dégage le thermocautère chauffé à blanc est appréciée à 1 centimètre des parties de la peau hypoesthésiées, tandis qu'elle l'est à 3 ou 4 centimètres des régions hyperesthésiées et normales. Si l'on approche le thermocautère d'une plaque hypoesthésiée, à la distance de 2 centimètres, le malade ne sent la chaleur que quelques instants après que la peau commence à brûler.

Exp. I (31 mai). — La *friction sèche*, pratiquée sur la face dorsale de la main gauche (analgésie), produit de la rubéfaction dès la troisième minute. Au bout de huit minutes, aucune modification de cette analgésie.

Même expérience et même résultat pour la face dorsale de la main droite (hypoesthésie).

Exp. II (1er juin). — Application à la face dorsale de la main gauche (analgésie) d'un petit *sinapisme* (4/6).

Au bout de dix minutes, picotement léger et qui ensuite n'augmente pas

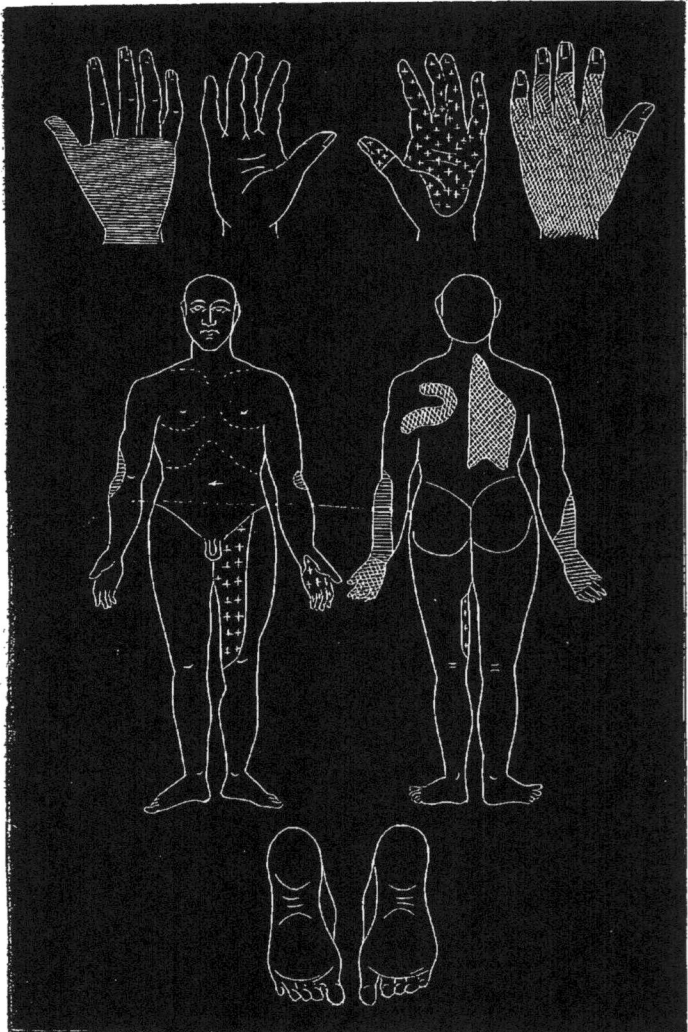

L... A... (Obs. X), 6 juin 1887.

d'intensité. Au bout de quinze minutes, nous enlevons le sinapisme. La rubéfaction apparaît seulement trois minutes après l'ablation.

La piqûre, sentie au moment de l'ablation, et seulement dans la zone d'application, ne l'est plus vingt-cinq minutes après.

Exp. III (1er juin). — Nous entourons toute la main droite d'une forte couche de *ouate*. Sensation de chaleur au bout de vingt-cinq minutes. A quarante minutes, nous retirons la ouate; sueur surtout à la face palmaire.

Aucune modification de la sensibilité à la piqûre.

Exp. IV (2 juin). — La main droite est plongée dans de l'*eau froide*. Le malade sent bien le froid. Le pouls de ce côté devient beaucoup plus faible que celui du côté opposé. Au bout de cinq minutes, les parties hypoesthésiées sont devenues nettement analgésiques. Au niveau des plaques d'hyperesthésie, la sensibilité à la piqûre est devenue normale (piqûre moins douloureuse, réflexes moins étendus). Enfin, dans la zone de sensibilité normale, la piqûre est sentie comme auparavant.

Exp. V (2 juin). — La main gauche est plongée dans de l'*eau chaude*. Presque aussitôt le malade éprouve des fourmillements à la pulpe des doigts, le pouce excepté. Aucune modification de la sensibilité à la piqûre. Les fourmillements disparaissent à mesure que l'eau se refroidit.

Exp. VI (3 juin). — Application pendant dix minutes de l'*aimant* à la face dorsale de la main droite (hypoesthésie). Dès la cinquième minute, la piqûre est nettement sentie sur deux zones de la face dorsale de la main gauche (analgésie), exactement symétriques au point d'application des pôles de l'aimant à droite. Au bout de dix minutes, la sensibilité ne dépasse pas ces zones symétriques. A la main droite, aucune modification de la sensibilité, même au niveau des points d'application de l'aimant.

Le lendemain tout avait disparu.

Exp. VII (6 juin). — Friction avec de la *pommade à l'iodure de plomb* (1/8) de la plaque d'anesthésie et hypoesthésie située à la face dorsale de l'avant-bras et de la main gauche. Au bout de cinq minutes, la sensibilité à la piqûre réparait à l'avant-bras et à la face dorsale du cinquième métacarpien; puis aux phalanges et phalangines. Au bout de dix minutes la piqûre est sentie sur toute la zone frictionnée. Nous continuons encore la friction jusqu'à la quinzième minute. A ce moment, sensibilité absolument normale qui persiste encore le jour de la sortie du malade, 20 juin.

Nous avons apporté le plus grand soin à ces quelques expériences; toutefois nous devons dire que les plaques d'analgésie, d'hyperesthésie et d'hypoesthésie sont sujettes à de notables modifications *spontanées*. Telle plaque constatée un jour aura le lendemain des proportions différentes et en quelques jours aura disparu. La cause de ces modifications nous échappe. En vain avons-nous examiné la sensibilité de notre malade avant et après un excès de travail, avant et après les repas, le matin à jeun, le soir au lit; nous n'avons pu noter de différence sensible. Ces changements se font lentement, et c'est seulement en comparant avec des schémas antérieurs de plusieurs jours que les modifications sont bien apparentes.

Nous présentons un second schéma de la sensibilité à la piqûre; il diffère notablement du premier, pris huit jours avant.

20 juin 1887. Le malade sort. État général meilleur comme trouble sensitif, L... *n'a plus qu'une plaque d'hypoesthésie au dos de la main droite*.

OBSERVATION XI

Communiquée par M. le professeur PITRES.

B... (Fr.), cinquante-cinq ans, forgeron. Excès alcooliques irréguliers (vin, liqueurs).

Depuis 1885, est sujet à des *faiblesses* passagères des membres inférieurs, survenant à l'improviste, et le faisant tomber. Pas de perte de connaissance, pas de vertige ni troubles de la vue. Le malade reste à terre dix ou quinze minutes, ne pouvant remuer les membres inférieurs, puis tout rentre dans l'ordre. Aucune douleur pendant ces faiblesses.

De temps en temps, enflure des pieds jusqu'aux malléoles, avec *douleurs lancinantes* dans les pieds, s'étendant jusqu'aux genoux. Ces douleurs surviennent surtout les jours de travail pénible (station verticale). Mais au bout de quelque temps elles se rapprochent et se produisent chaque jour, le soir et la nuit, que le malade ait ou non travaillé pendant la journée. B... entre à l'hôpital dans le service de M. le professeur Pitres, salle 16.

Face congestionnée, nez très rouge. Radiales nettement athéromateuses. Rien du côté du cœur et des poumons. Aucun trouble digestif. Urines normales; le malade avoue avoir uriné deux fois au lit, rêvant, nous dit-il, être près d'une borne.

Organes des sens. — Vue excellente, pas de dyschromatopsie. La pupille réagit peu à la lumière, mieux à l'accommodation.

Ouïe et goût normaux.

Odorat considérablement diminué.

Le tact est parfaitement conservé.

Membres supérieurs. — Aucun trouble de la motilité et de la sensibilité. — Sens de position bien conservé.

Membres inférieurs. — Nous n'avons à signaler que la coloration noirâtre de l'*ongle* du gros orteil gauche. Cet ongle est déjà tombé une première fois, il y a un an.

Réflexe rotulien : normal des deux côtés.

Réflexe plantaire : normal des deux côtés.

Réflexe crémastérien : aboli des deux côtés.

Réflexe abdominal : aboli des deux côtés.

Pas de signe de Romberg.

Rien de spécial du côté du tronc.

OBSERVATION XII

Recueillie par M. DELAS, dans le service de M. le professeur PITRES.

B... (A.), quarante-sept ans, entré à l'hôpital Saint-André, salle 16, lit 23, pour une impotence absolue des membres inférieurs.

De quatorze à trente-deux ans, B... exerce tantôt la profession de porteur de pain, tantôt celle de garçon de café. Excès vénériens. Habitudes alcooliques (quinze à vingt verres de bitter par jour, vin blanc, café, liqueurs, etc.).

A trente-deux ans (1872), B... entre comme cuisinier à bord des paquebots de la *Pacific Steam Navigation Company;* il devient bientôt maître d'hôtel et reste à cette place jusqu'au début de la maladie qui le fait entrer ici. Il continue à boire beaucoup. Pas de fièvres; aucun accident de syphilis.

Mai 1881. — B... est pris fréquemment de crampes dans les doigts, avec sensation de fourmillements; mêmes phénomènes aux mollets. Il est obligé, cinq ou six fois par nuit, pour faire disparaître ces crampes, de se frictionner, de courir. Affaiblissement notable de tous les membres. Pas de céphalée, pas de vertiges ni de phénomènes gastro-intestinaux.

Septembre 1881. — Apparition brusque de la paralysie aux quatre membres. Après quelques mois de traitement par l'électricité, B..., se sentant un peu mieux, reprend du service à bord, comme surveillant des garçons. Il recommence à boire le plus possible (jamais d'ivresse); la paralysie ne tarde pas à reparaître, mais localisée cette fois aux membres inférieurs.

B... entre de nouveau à l'hôpital, 27 avril 1886.

L'examen le plus minutieux des causes d'une intoxication saturnine reste négatif. Mais l'alcoolisme peut être invoqué d'une façon sûre.

Membres supérieurs. — Pas de paralysie; mais légère difficulté à la préhension des objets. Aucun trouble de sensibilité; cependant B... éprouve quelquefois, surtout la nuit, de légères sensations lancinantes. Les crampes ont disparu. Pas de douleurs notables à la pression des muscles. Les fourmillements des doigts ne sont plus spontanés; mais le contact sur une large surface suffit à les provoquer.

Membres inférieurs. — Amaigris, flasques. Les pieds sont dans l'attitude du pied bot varus équin. Flexion exagérée des phalanges, surtout pour le gros orteil. B... esquisse à peine les mouvements d'extension des orteils et de flexion des pieds. La marche rappelle celle du coq. Légère hypoesthésie aux deux jambes et aux deux pieds.

Réflexe plantaire : aboli des deux côtés.

Réflexe rotulien : aboli des deux côtés.

Réflexe crémastérien : aboli des deux côtés.

Réflexe abdominal : faible des deux côtés.

Rien au cœur ni aux vaisseaux ; aucun trouble circulatoire.

Appareil digestif à peu près normal; légère constipation.

Rien à noter du côté de l'appareil génito-urinaire.

Aucun trouble d'aucune nature du côté de la vue. Les pupilles réagissent peu à la lumière, à la distance, à la piqûre cutanée, quelle que soit la sensibilité du point piqué.

Ouïe, odorat, goût normaux.

Sensibilité cutanée à l'électricité. — Examen au faradique. Les nombres indiquent en centimètres ce qu'il reste à découvert de la bobine fixe.

Membre inférieur gauche. — Cuisse : minimum de sensibilité, 9. — Jambe : minimum de sensibilité, 8. — Pied (face dorsale) : minimum de sensibilité, 7. — Pied (face plantaire) : minimum de sensibilité, 5,5.

Cet examen a été fait avec deux tampons mouillés : l'indifférent étant au pli de l'aine, l'autre servant à l'exploration.

Nous avons tâché de diminuer la résistance de l'épiderme en nous servant d'eau chaude; le résultat a été le même.

Membre inférieur droit. — Cuisse : minimum de sensibilité, 9,5. (Avec ce courant le triceps se contracte nettement). — Jambe : sur toutes les faces, 8,5. — Pied (face dorsale) : 7,5. — Pied (face plantaire) : 6. (Ce courant est insupportable à la cuisse.)

Sur le reste du corps le minimum varie entre 9 et 11 centimètres.

Depuis le mois de septembre 1886, B... est traité par l'électricité; aujourd'hui (juin 1887), il serait guéri sans une rétraction des gastrocnémiens qui seule l'empêche de fléchir les pieds. Il est probable qu'une ténotomie donnera d'heureux résultats.

III

CARACTÈRES CLINIQUES DES TROUBLES OBJECTIFS

DE LA

SENSIBILITÉ CUTANÉE CHEZ LES ALCOOLIQUES

A. — **Nature de ces troubles.** — Les troubles objectifs cutanés sont des faits complexes qui nécessitent une analyse détaillée. Cherchons d'abord chez nos malades ce que deviennent les sensations tactiles proprement dites et les sensations normalement douloureuses; nous grouperons ensuite dans un tableau celles de ces sensations qui présentent des caractères spéciaux.

1. Sensations tactiles. — Nous étudions sous ce titre les sensations de contact, de poids et pression faible, de forme, volume, dureté, température d'un objet. Est-il besoin de dire que pour ces recherches nous faisons fermer les yeux à nos malades?

a. — La sensation de *contact* est presque toujours bien conservée; seul P... (obs. I) ne sent pas le contact à l'avant-bras. La douleur au contact est rare; nous ne la trouvons que chez C... (obs. IV). Ce phénomène, connu sous le nom d'*alphalgésie,* n'est pas rare dans l'hystérie; nous ne l'avons pas constaté chez le plus grand nombre de nos alcooliques, même en nous servant des métaux qui le produisent ordinairement (or, argent, etc.).

b. — La plupart de nos malades apprécient bien la *pression faible, le poids d'un objet* qu'on leur place dans la main. Cette notion est complètement perdue chez L... (obs. VII) et C... (obs. IV). Lorsque dans leur main tendue on met une pièce de cinq francs, ils ont la même sensation de poids que lorsqu'on empile une dizaine de pièces sur la première.

c. — Le même malade de l'observation VII est le seul de nos sujets qui n'apprécie ni la *forme* ni le *volume* d'un objet qu'on lui présente ; il ne reconnaît pas, par exemple, par quelle extrémité on lui tend une cuiller ; la sensation de froid lui fait penser à un métal, mais il ignore si c'est une fourchette ou une pièce de monnaie. Il ne sent pas mieux un corps rugueux qu'un corps lisse, une surface sèche qu'une surface humide.

d. — La sensation de *dureté* est également abolie chez L... (obs. VII), du moins aux mains. Il apprécie de la même façon un morceau de mie de pain ou un morceau de bois. Aux pieds, la sensation de dureté est bien conservée chez la plupart de nos malades ; ils apprécient bien s'ils marchent sur le sol, ou si l'on a placé sous leurs pieds une toile, un tapis. C... (obs. IV) éprouve quand il marche une sensation de coton dans la plante du pied droit.

e. — Voyons enfin la *sensibilité thermique*. M. Œttinger *(loc. cit.)* a remarqué que les objets froids sont douloureux. Pour notre part, nous n'avons pas constaté ce fait. Disons toutefois que chez C... (obs. IV) les objets un peu froids ou un peu chauds provoquent, au niveau des plaques d'hyperesthésie, des sensations de fourmillements. Dreschfeld (Brain, 1884, VII, p. 203) dit « que tous les objets mis en contact paraissent froids ». Aucun de nos malades ne présente cette particularité. Nous devons dire enfin que la température est la seule notion que L... (obs. VII) puisse se faire d'un objet placé dans ses mains,

2. Sensations normalement douloureuses. — Nous laissons de côté la pression forte et le choc qui intéressent moins la peau que les organes sous-jacents.

a. — Le *pincement,* qui est, en quelque sorte, la pression forte de la peau, est le moyen le plus simple de provoquer la douleur. Mais les différentes manières que chacun peut avoir de pincer en font un moyen de recherches peu précis. Bornons-nous à dire que les points où le pincement n'est pas douloureux sont à peu près exactement les mêmes que ceux où la piqûre n'est pas sentie.

b. — La *piqûre* est un bon moyen d'investigation. Elle ne présente pas de nombreuses variétés d'intensité; il y a la piqûre simple et la piqûre par transfixion (nous ne nous occupons que de la peau). Disons de suite que ces deux variétés marchent parallèlement.

Les troubles de la sensibilité à la piqûre sont des plus intéressants chez les alcooliques. La piqûre peut être à peine sentie (hypoesthésie); ou bien le malade ne fera pas de différence entre la piqûre et le contact de la tête d'épingle (analgésie); ou encore la piqûre provoquera de grands mouvements réflexes et une vive douleur (hyperesthésie).

Nous étudierons plus tard la topographie de ces troubles; contentons-nous ici de les signaler.

c. — Les *excès de température* sont aussi un moyen de provoquer la douleur. L'excès de froid ne nous a jamais paru chez les alcooliques ni plus ni moins douloureux que sur l'homme sain. Il n'en est pas de même pour une forte chaleur. Ainsi L... (obs. X) ne sent qu'à un centimètre la chaleur du thermocautère chauffé à blanc. A 2 centimètres, il sent seulement quelques instants après que la peau commence à brûler. Rappelons aussi le fait de R... (obs. III) qui, en se chauffant à une cheminée, ne sentait pas brûler sa chaussette. Nous croyons les faits de ce genre assez fréquents ; mais ils passent inaperçus ou sont attribués à d'autres causes (vapeurs de charbon). Voir le fait de Ténot : alcoolique se brûlant un pied sur une chaufferette *(Bull. Ac. de Méd.,* XXXVI, p. 49, 1871).

d. — Il nous reste à parler de la *sensibilité de la peau à l'électricité.* Existe-t-il une sensibilité spéciale à l'électricité, une électroesthésie? La question est encore discutée. Mais, que nous regardions ou non la sensibilité électrique de la peau comme une sensibilité spécifique, nous constatons, sur nos malades, des zones où l'électricité est moins sentie qu'ailleurs. Pour nos recherches, nous avons eu recours au courant faradique avec une bobine à fil fin, et, laissant de côté les procédés longs et peu précis décrits par Erb [1], nous avons employé les électrodes ordinaires. Les résultats présentent bien quelques variations suivant que nous nous servons du pinceau métallique, d'un tampon mouillé, d'un tampon sec ; néanmoins, nous sommes parvenu à déterminer à peu près le *minimum* de la sensibilité des diverses régions cutanées. L... (obs. VII) et surtout B... (obs. XII) présentent des zones où un courant bien senti ailleurs, ne provoque de picotement que si on l'augmente d'intensité, en un mot des zones dont le *minimum* est plus faible que pour le reste de la peau.

En somme, les principaux *troubles objectifs* de la sensibilité cutanée que l'on peut rencontrer chez les alcooliques, sont les suivants :

L'abolition de quelques sensations tactiles (poids, forme, volume...) ;

L'alphalgésie (notée une fois) ;

La thermoanalgésie ;

L'électroanalgésie ;

[1] *Traité d'électrothérapie,* traduit par Rueff, 1884.

Et surtout l'hypoesthésie (au pincement et à la piqûre).

—   l'analgésie   —   —

—   l'hyperesthésie   —   —

Disons enfin que nous n'avons constaté ni erreur dans la localisation, ni redoublement. Le *retard* a été signalé par Œttinger dans quelques cas, à côté de l'analgésie et de l'hyperesthésie. Nous ne l'avons trouvé que dans un seul cas (obs. V), au niveau des plaques d'hyperesthésie.

B. — Distribution topographique. — Les troubles tactiles (forme, volume) sont localisés aux mains; n'insistons pas. De même pour l'absence de la notion de dureté, nous l'avons signalée aux mains (obs. VII) et à la plante des pieds (obs. IV). L'alphalgésie, dans le seul cas où nous l'ayons rencontrée, a pour siège les mains, la jambe droite, l'hypochondre droit, au niveau des plaques d'hyperesthésie.

La thermoanesthésie se rencontre plutôt au niveau de plaques d'analgésie, ou bien de sensibilité normale. Quant à l'électroanalgésie, c'est le seul trouble objectif de sensibilité que présente B... (obs. XII); on la rencontre chez ce malade aux membres inférieurs, jambes, dos des pieds et surtout faces plantaires. Chez L... (obs. VII), nous la notons au dos de la main droite (analgésie) et au niveau de l'éminence hypo-thénar gauche (sensibilité normale).

Passons à la distribution topographique des troubles de sensibilité à la piqûre : hypoesthésie, analgésie, hyperesthésie. Dans le plus grand nombre de nos cas, nous sommes frappés par leur *disposition en îlots*. Toutes les parties du corps (tête, bras, avant-bras, etc., etc.), peuvent présenter des plaques de l'un ou de plusieurs de ces troubles. La presque totalité de la peau peut ainsi être atteinte (obs. III); dans d'autres cas, l'analgésie, par exemple, peut occuper une moitié du corps.

Magnan ([1]), Dagonet ([2]), Debove ([3]) ont signalé des faits de ce genre. Nous ne possédons pas, pour notre part, de cas d'anal-gésie unilatérale ; mais nous pouvons rattacher à cette variété, du moins au point de vue topographique, le malade de l'obser-vation I, qui présente une *hémianalgésie alterne.*

En dehors de ces cas peu nombreux, on rencontre surtout des *îlots,* dont les dimensions et les contours sont les plus variés. Le plus souvent ils *ne correspondent pas au territoire d'un nerf.* Lancereaux et Charcot ont signalé une disposition à peu près symétrique (bottes de gendarme, bottines, etc.) que nous retrouvons aux membres inférieurs dans l'observation II (*bottes d'analgésie*), aux quatre membres (obs. III), aux membres supérieurs (obs. V, VI...). Dans l'observation IV, nous ne trouvons qu'une seule botte d'hyperesthésie.

Nous avons dit que toutes les parties du corps peuvent présenter des troubles de sensibilité à la piqûre. Il est difficile de déterminer les points le plus habituellement atteints : d'une façon générale on peut dire que ce sont les extrémités. Toutefois, nous signalerons en particulier la face antéro-interne et supérieure des cuisses; il n'est pas rare d'y rencontrer soit une plaque d'hyperesthésie, soit une plaque d'analgésie. Remarquons enfin que la plante des pieds, rarement hypoesthésiée, parfois hyperesthésiée, est le plus souvent normale, quel que soit l'état de la sensibilité dans le reste des membres inférieurs.

C. — **Modifications spontanées.** — Un caractère impor-tant des troubles objectifs dont nous avons parlé, est la *mobilité.* Tel malade qui, en un point donné, ne sent pas la

([1]) MAGNAN, *loc. cit.*
([2]) DAGONET, *De l'alcoolisme au point de vue de l'aliénation mentale. (Ann. méd.-psych.,* 1873, V, t. IX, p. 212).
([3]) DEBOVE, *Soc. méd. d. hôp.,* 14 fév. 1879, t. XVI, 2ᵉ série, p. 49.

chaleur depuis quelque temps, la sentira pendant quelques jours, puis redeviendra insensible. Ce caractère de fugacité appartient surtout aux plaques d'analgésie et d'hyperesthésie. En quelques jours, les plaques changent de forme, de dimensions; et au bout de quelque temps, on peut trouver une plaque d'hyperesthésie où naguère la piqûre n'était pas sentie, et inversement (voir l'obs. X).

La cause de ces modifications spontanées nous échappe. En vain avons-nous examiné la sensibilité de nos malades avant et après un travail pénible, le matin au lever, le soir au lit, avant et après les repas; nous n'avons pas trouvé de différence notable. La modification se fait *lentement*. Il n'en est peut-être pas ainsi en dehors de l'hôpital; les excès de boisson peuvent, pensons-nous, influer sur cette évolution. Il ne nous a pas été donné de vérifier cette hypothèse; mais rappelons-nous que les malades de Magnan, Debove, et de bien d'autres auteurs ont présenté de l'anesthésie à la suite d'un accès de *delirium tremens* provoqué par un abus d'alcool.

D. — **Modifications expérimentales.** — Loin de voir dans la mobilité (d'ailleurs lente) des troubles sensitifs un inconvénient à des expériences, nous avons pensé que nous pourrions, à l'aide de divers agents, modifier l'état des plaques d'hypoesthésie et d'analgésie. Le nombre restreint des malades que nous avons pu étudier, ne nous permet pas de formuler des conclusions bien nettes. Nous croyons toutefois utile de publier les résultats de nos expériences. Pour les détails, nous renvoyons aux observations (I, III, V, VII, X).

A. Friction sèche. — Pas de résultat (III, X), retour local et temporaire de la sensibilité (VI, VII).
B. Ventouse sèche. — Aucun résultat (VII, X).
C. Ouate. — Aucun résultat (VII, X).

D. Eau tiède. — Aucun résultat (X).

E. Eau froide. — Aucun résultat (VII, X).

F. Vaseline. — Aucun résultat (III).

G. Axonge. — Retour local... (III).

H. Sinapisme.—Retour local et temporaire (III, X); pas de résultat (VI, VII).

I. Bain sinapisé. — Effet complexe (III).

K. Aimant. — Pas de résultat (I); retour temporaire de la sensibilité (III, VI, VII, X), surtout du côté opposé.

L. Or (pièce). — Aucun résultat (I, III).

M. Étain (disque). — Retour local et temporaire (III).

N. Plomb (disque). — Retour local et temporaire (III), aucun résultat (III, VII).

Plomb (pommade à l'iodure de plomb). — Retour local et temporaire (III, V, X).

O. Zinc (disque). — Pas de résultat (III).

Zinc (pommade à l'oxyde de zinc). — Retour local et temporaire (III), pas de résultat (III).

P. Fer (disque). — Pas de résultat (VII), retour local et temporaire (III).

Q. Cuivre (disque). — Pas de résultat (III), retour local et temporaire (VII).

R. Aluminium (disque).— Pas de résultat (VII), ret᷑ local et temporaire (III).

S. Bronze (sou). — Pas de résultat (III).

T. Mercure *(onguent napolitain)*. — Retour local et temporaire (III), *retour local et permanent* (III).

Vapeurs mercuriel-les.
- *a.* Amalgame de cuivre. — Retour local... (III); aucun résultat (VII).
- *b.* Amalgame [de bronze. — Retour local... (III).
- *c.* Amalgame de zinc. — Aucun résultat (III).
- *d.* Flanelle mercurielle. — Pas de résultat (III), Retour local... (III).

U. Électricité : Courants faradiques. — Pas de résultat (III, VII), retour local et temporaire (III).

Courants galvaniques. — Effets locaux et généraux, temporaires (III).

Électricité statique. — retour local; transfert (III).

En somme, les modificateurs dont l'action œsthésiogène nous paraît le mieux établie sont l'axonge, la pommade à l'iodure de plomb, l'aimant, l'électricité et les mercuriaux. Tels sont les faits; nous ne chercherons pas à les expliquer, mais il nous arrivera de les invoquer (surtout le transfert) quand nous discuterons l'origine de ces anesthésies.

L'électricité a été employée dans le traitement d'anesthésiés de causes diverses[1]. M. Debove[2], dans le cas d'hémianesthésie alcoolique dont nous avons déjà parlé, « eut recours à des courants continus très faibles, et sous leur influence l'anesthésie disparut »; un pôle était appliqué au front, l'autre à la face dorsale du pied; durée, trente-cinq minutes; la guérison persista. Nous avons été moins heureux que M. Debove; l'application de courants continus sur R..., le long de la colonne vertébrale, n'a pas produit d'amélioration soutenue. Quant aux courants faradiques, ils semblent avoir seulement une action locale et passagère. Enfin, il est possible que l'électricité statique donne de meilleurs résultats; pour notre part, nous n'avons pu l'expérimenter qu'une seule fois (III) : retour local, transfert. Voir les expériences de M. Blanc-Fontenille[3].

Ajoutons que nos recherches sur l'action œsthésiogène de l'électricité ont été faites sous l'habile direction de M. le professeur agrégé Bergonié.

Nous devons à l'obligeance de M. le professeur Merget d'avoir pu expérimenter les vapeurs mercurielles. Sachant que le cuivre, le bronze, le zinc ne modifient pas l'analgésie, nous avons essayé leurs amalgames. L'amalgame de zinc, qui répand peu de vapeur mercurielle, n'a pas agi, tandis que la sensibilité était ramenée par l'application des amalgames de bronze et de cuivre qui émettent beaucoup de vapeur. Pour se convaincre que ce sont bien les vapeurs de

[1] VULPIAN, *Influence de la faradisation localisée sur l'anesthésie de causes diverses*, 1880. ERB, *loc. cit.*, p. 507.
[2] DEBOVE, *loc. cit.*, p. 50.
[3] BLANC-FONTENILLE, *Effets de l'électrisation statique sur quelques phénomènes hystériques* (*Progr. méd.*, 19 février 1887, p. 147).

mercure qui agissent, il suffit de parcourir les détails de l'observation III (amalgame de cuivre agissant à travers une feuille de papier, etc., etc.).

E. — **Symptômes concomitants.** — Sous ce titre, nous réunissons les incommodités dues aux troubles objectifs dont nous venons de parler, et l'état des réflexes organiques et cutanés. Nous consacrerons enfin quelques lignes à l'hémorrhagie à la piqûre.

La perte de quelques sensations tactiles, l'existence de plaques d'hyperesthésie ou d'analgésie n'entraînent *pas d'incommodité notable.* La vue, en effet, supplée au toucher. Les incommodités que l'on a signalées relèvent plutôt de la paralysie (préhension...). Quant à l'hyperesthésie plantaire, il n'est pas douteux qu'elle provoque une marche spéciale. Un œil même peu exercé ne confondra cette marche ni avec celle de l'ataxie, ni avec le steppement par paralysie des extenseurs des orteils. C'est la marche d'un homme qui aurait un sinapisme à la plante des pieds et qui prendrait des précautions pour appuyer sur le sol.

Signalons aussi l'importance que peut avoir en chirurgie l'existence d'une plaque d'analgésie ou d'hyperesthésie au niveau d'une incision, d'un lambeau. C'est là une simple note; nous ne voulons rien préjuger.

Enfin, nous n'avons rien de particulier à indiquer du côté de la température des plaques d'analgésie, etc.; les différences constatées sont trop peu sensibles pour que nous insistions sur ce sujet.

Réflexes organiques. Nous voulons surtout parler du phénomène connu sous le nom de réflexe pupillaire à la douleur. M. le professeur Pitres a depuis quelque temps remarqué que la pupille réagit non seulement quand la piqûre est

4

sentie, mais aussi quand elle est faite sur une plaque d'analgésie. L'expression : « réflexe à la douleur » est donc impropre,
et il convient mieux d'appeler simplement ce phénomène *réaction
pupillaire à la piqûre, au pincement*. Cette réaction de la pupille
a été cherchée dans nos cas les plus récents. Dans les observations VI et VII, la pupille, bien sensible à la lumière et à la
distance, ne réagit pas à la piqûre, que celle-ci soit sentie ou
non. Le cas IX ne présente pas d'analgésie; la pupille réagit
bien à la piqûre. Enfin, dans les cas III et X, la pupille réagit
peu à la piqûre (douloureuse ou non).

Nous rapprochons de ces faits les sueurs frontales abondantes que le malade de l'observation III présente dès qu'on
lui fait quelques piqûres, même sur une zone analgésique.

RÉFLEXES CUTANÉS. L'état des réflexes cutanés est rarement en
rapport avec l'état d'analgésie ou d'hyperesthésie de la zone
d'excitation.

Ainsi le *réflexe crémastérien* est aboli dans les cas V et X, où
cependant la face antéro-interne des cuisses est hyperesthésiée.
Il est faible à droite, normal à gauche, chez R... (III analgésie).
Enfin il est exagéré à droite chez C... (IV) malgré l'analgésie.

Le *réflexe abdominal* a toujours été normal chez R... (III)
bien que pendant longtemps la paroi abdominale ait été anal-
gésiée. Nous le trouvons exagéré chez C... (IX), enfin aboli
dans les cas X et XI, malgré la sensibilité normale de la peau
de l'abdomen.

Réflexe plantaire. A été exagéré chez R... (III), tant qu'a duré
l'hyperesthésie plantaire; il est redevenu normal avec la
disparition de l'hyperesthésie. C... (IV) a le réflexe exagéré à
droite (plante hyperesthésiée). Enfin, nous trouvons le réflexe
plantaire exagéré dans le cas X, malgré la sensibilité normale
de la peau, et aboli chez B... (XII), qui ne présente d'autre
trouble que de l'électroanalgésie.

Passons à l'étude de la piqûre elle-même.

Y a-t-il *hémorrhagie à la piqûre?* Pas toujours. Peut-on établir un rapport entre l'hémorrhagie et la douleur provoquée? Nous ne le pensons pas, du moins pour nos malades. Ainsi, sur une même plaque d'analgésie certaines piqûres saignent, d'autres point. De même sur une plaque d'hyperesthésie. Sur l'une comme sur l'autre de ces plaques, quelques piqûres ont donné lieu à des papules. Voilà les faits; nous nous bornons à les signaler.

Disons aussi que nous n'avons jamais constaté de tache ou raie méningitique.

IV

CARACTÈRES CLINIQUES DES TROUBLES SUBJECTIFS

DE LA

SENSIBILITÉ CUTANÉE CHEZ LES ALCOOLIQUES

Les troubles subjectifs de la sensibilité cutanée chez les alcooliques sont moins variés et plus connus que les troubles objectifs sur lesquels nous avons dû nous étendre longuement. Nous suivrons le même ordre (nature, topographie, modifications, etc.), mais nous serons plus brefs.

A. — Nature. — Les troubles subjectifs de la sensibilité de nos alcooliques sont de deux sortes : 1° les douleurs à type fulgurant; 2° les fourmillements.

1. — Les FULGURATIONS sont une reproduction atténuée, comme intensité et durée, des douleurs fulgurantes du tabes. Les malades les comparent à des éclairs, à des coups de lance.

Elles se produisent parfois par crises à intervalles de plusieurs jours (VI); dans d'autres cas, elles sont plus rapprochées, au point de se répéter un grand nombre de fois par vingt-quatre heures (II); elles sont alors plus fréquentes dans la *première partie de la nuit.*

2. — Nous n'avons pas à insister sur les FOURMILLEMENTS; ils sont décrits par la plupart des auteurs. Nous les notons dans les observations IV, XII, VII, etc., surtout au début de la maladie. Cependant ils peuvent réparaître quand le malade est sur le point de guérir (VII). Une sensation d'*engourdissement* accompagne assez souvent les fourmillements. Enfin, on peut encore remarquer une *sensation pénible de chaleur* (I) ou une *sensation de froid* (III).

Tels sont les troubles subjectifs; ils se produisent, nous le répétons, spontanément, en dehors de tout contact, de toute excitation.

B. — Disposition topographique. — Les membres sont le siège habituel des fulgurations. Celles-ci se dirigent le plus souvent de bas en haut (II, XI), du pied à la jambe, à la cuisse, exceptionnellement jusqu'à la ceinture.

Les fourmillements peuvent se rencontrer sur toute la peau. Chez L... (VII), ils ont pendant quelque temps affecté tout un côté du corps. Mais ils siègent de préférence aux extrémités, avec ou sans symétrie, et indifféremment au niveau de plaques d'analgésie, d'hyperesthésie ou de sensibilité normale.

C. — Nous avons bien peu à dire des **modifications spontanées.** — Sous l'influence de la suppression de l'alcool, les fulgurations diminuent de fréquence et d'intensité. Insensiblement, les fourmillements disparaissent aussi; ils cessent d'abord d'être spontanés; il faut, par exemple, un contact pour les provoquer (X); enfin, ils ne se reproduisent plus.

D. — Modifications expérimentales. — Nous ne doutons pas que l'application de divers agents sur la peau ne puisse modifier les fulgurations. Mais ces douleurs n'ont été chez nos malades ni assez vives ni assez fréquentes pour que nous ayons cherché à les modifier expérimentalement.

Quant aux fourmillements, ils semblent céder à la fraîcheur

(obs. I), à la friction sèche (XII), aux onctions avec les liniments opiacé, chloroformé, etc. (II, XII).

E. — **Symptômes concomitants.** — Est-il besoin de faire remarquer combien les fourmillements sont désagréables pour les malades? L'un (XII) éprouve le besoin impérieux de se frictionner; l'autre (I), ne pouvant rester au lit, passe à la fenêtre, les jambes nues, une grande partie de la nuit. Voilà des *incommodités* d'une certaine importance.

Quant aux fulgurations, abstraction faite de la douleur, elles entraînent souvent une *impotence* fonctionnelle des membres où elles se produisent, dont la durée peut varier de quelques minutes à plusieurs heures (II, VI).

V

ALLIANCES PATHOLOGIQUES

Nous étudierons sous ce titre les rapports des troubles sensitifs cutanés avec les autres troubles sensitifs (muscles, muqueuses, organes des sens, etc.), moteurs, cérébraux que peuvent présenter les alcooliques.

A. — Sensibilité des tissus profonds et des viscères. — Il appartient à notre maître, M. le professeur Pitres, d'avoir éclairé d'un grand jour cette question si délicate et jusqu'à nos jours si obscure; et nous lui devons d'avoir mis fin, grâce à une analyse détaillée des faits, à des controverses qui n'ont que trop duré (¹).

1. TISSUS PROFONDS. — Chez nos alcooliques, les troubles sensitifs cutanés (analgésie) sont indépendants de la sensibilité des organes sous-jacents. Celle-ci est généralement conservée pour le périoste, les os (piqûre profonde, choc), les ligaments articulaires (traction, torsion); de même, la pression, la piqûre du cubital à son passage dans la gouttière épithrochléenne produisent habituellement de la douleur. La plupart de nos sujets sentent bien la *pression* des masses musculaires et, les yeux fermés, se rendent compte de la *contraction* de leurs muscles; enfin, tous éprouvent bientôt de la *fatigue* à un

(¹) PITRES, *Anesthésie des tissus profonds et des viscères;* VIIIᵉ leçon sur l'hystérie (*Journ. de méd. de Bordeaux*, 1887).

exercice répété ou prolongé; mais nous devons dire que la paralysie de tel ou tel muscle a souvent contrarié nos recherches, par exemple chez L... (VII).

2. Viscères. — L'anesthésie et l'atrophie testiculaires, signalées par M. Pitres dans l'ataxie ([1]), n'ont été trouvées chez aucun de nos alcooliques. Tous nos sujets sont sensibles à la pression forte de l'épigastre; enfin un seul (IX) éprouve de la douleur à la pression des fosses iliaques.

B. — Sensibilité des muqueuses et des organes des sens.

1. Muqueuses. — Comme la peau, les muqueuses présentent des troubles sensitifs intéressants à étudier. Mais, dans ce travail inaugural, nous avons cru devoir nous borner à l'étude des troubles cutanés. C'est donc à ce titre secondaire que nous touchons à cette question, dans le but de compléter en quelques lignes le tableau des troubles de la sensibilité chez les alcooliques.

M. Magnan ([2]) a signalé la coexistence de l'anesthésie *conjonctivale* avec l'intégrité de la sensibilité *cornéenne*. Pour notre part nous avons toujours trouvé la cornée et la conjonctive également sensibles. Le moindre attouchement est généralement senti et provoque les larmes.

Muqueuse *buccale* : analgésie presque totale (III); hémianalgésie de la langue (I); dans le cas X, analgésie de la muqueuse de la voûte, du voile du palais et des deux tiers antérieurs de la langue; enfin, analgésie de la base de la langue (IV). Chez R... (III) seulement, nous trouvons le *pharynx* anesthésique au contact, à la piqûre, à la brûlure; hypoesthésie du *larynx*.

---

[1] Rivière, Thèse de Bordeaux, 1886.
[2] Magnan, *loc. cit.*

Enfin, toujours sur le même sujet et chez P... (I), nous trouvons une analgésie de la muqueuse *nasale* et des conduits
auditifs externes.

Ces diverses anesthésies n'entraînent aucune incommodité
notoire; les réflexes sécrétoires (larmes, mucus nasal, etc.)
sont bien conservés. Dans quelques cas (X) le chatouillement
du fond de la bouche ne provoque pas de nausées; la dégluti-
tion se fait toujours bien.

Nous dirons peu de choses des *muqueuses génitales.* On a
invoqué leur anesthésie pour expliquer que certains sujets
n'éprouvent au rapprochement aucune sensation de plaisir.
M. Huss (¹) pense qu'à la première période l'impulsion éroti-
que est plus vive, mais qu'ensuite le sentiment ne tarde pas
à s'éteindre, surtout chez la femme. Toutes nos observations
portent sur des hommes. Disons toutefois que le désir sexuel
est aboli chez D... (II) et C... (IV), ce dernier âgé de vingt-sept
ans; l'érection est cependant possible. Nous avons noté chez
R... (III) les excès génésiques au début; actuellement, rapports
sexuels normaux; signalons une blennorrhagie dont il était
atteint il y a quelque temps, et durant laquelle la miction et
l'érection n'ont jamais été douloureuses.

2. ORGANES DES SENS. — Comme pour les muqueuses, nous
indiquerons rapidement les principaux troubles que nous
avons rencontrés chez nos alcooliques.

Vue. — Acuité visuelle parfois diminuée pour les formes,
lecture (obs. IV). Pas de daltonisme vrai; les malades ne
confondent pas les couleurs entre elles, mais ont de la difficulté à les reconnaître (obs. IV, VII); c'est plutôt de la torpeur
rétinienne, une sorte d'amblyopie portant sur la vision des
couleurs. Dans un cas (obs. V), asthénopie, lassitude doulou-

(¹) MAGNUS HUSS, *loc. cit.*

reuse à la lecture, à la fixation. Nous avons parlé des pupilles et de leur triple sensibilité (lumière, distance, piqûre); ajoutons que nous les avons toujours trouvées égales et peu dilatées. Cercle périkératique. Accommodation rarement atteinte. Nous avons quelques presbytes. Nous avons noté la polyplopie dans le cas I (hémianesthésie alterne). Champ visuel : on trouve surtout le rétrécissement concentrique (VI, VII). A l'ophthalmoscope, on ne trouve généralement pas de lésion. Enfin quelques malades (V) voient des lueurs, des mouches brillantes.

Ouïe. — La sensibilité auditive est rarement exaltée. La surdité est plus commune; elle est incomplète; nous la trouvons d'un seul côté dans les observations I, VIII, X; elle s'accompagne ordinairement de sifflements, de bourdonnements. L'expérience de Rinne a donné chez R.. (III) un résultat positif.

Disons que la diminution de l'acuité auditive n'a aucun rapport avec l'anesthésie du conduit auditif externe. Il en est de même du goût et de l'odorat pour les muqueuses correspondantes.

Goût. — On a vu (Debove) des alcooliques ne plus sentir le goût du vin et des liqueurs. Ces cas sont rares; le plus souvent la perte de la sensibilité gustative n'est pas générale, mais limitée : à gauche (obs. I), à la pointe de la langue (III); encore, dans ces régions, peut-elle ne pas être totale, c'est-à-dire ne pas comprendre toutes les saveurs; nous n'avons guère expérimenté que la coloquinte, le sel, le sulfate de quinine, le sucre.

Odorat. — La seule des sensations spéciales qui soit diminuée chez B... (XI). Chez P... (I), anosmie du côté gauche.

En somme, si nous exceptons P... (I), atteint d'hémianesthésie alterne, nous ne pouvons établir de rapports entre les troubles de la sensibilité cutanée et ceux des muqueuses et organes des sens.

C. — Troubles trophiques et états divers de la peau.
— La peau des alcooliques peut être le siège d'un certain
nombre d'affections de nature différente : troubles trophiques,
sécrétoires, etc. Nous avons en vain cherché un rapport entre
ces divers états et la sensibilité cutanée, du moins en ce qui
concerne l'œdème rouge chaud, l'état ichthyosiforme, l'état
de glossyskin, les éruptions, les rougeurs passagères, les
sueurs, l'ictère... Nous ne faisons de réserve que pour les
ulcérations et les maux perforants; aucun de nos malades ne
présente de troubles de ce genre, mais les auteurs qui en
citent des cas signalent l'analgésie à leur niveau.

Aucun trouble trophique des ongles, sinon chez B... (XI)
pour l'ongle du gros orteil gauche.

D. — Pseudo-tabes alcoolique.—La question du pseudo-
tabes alcoolique a été bien étudiée par M. Déjerine (¹); les deux
observations qu'il a publiées offrent un grand intérêt. Ce n'est
pas ici le lieu de distinguer le pseudo-tabes du tabes vrai,
d'autant moins que parmi les signes communs à l'une et à
l'autre de ces affections nous comptons les fulgurations et les
troubles de la sensibilité cutanée. Ces fulgurations sont, il est
vrai, plus intenses chez les tabétiques vrais; de plus, les fourmillements appartiennent à l'alcoolisme. Néanmoins, les troubles sensitifs seuls ne suffiraient pas, croyons-nous, à éclairer
le diagnostic : il y a heureusement d'autres symptômes tout à
fait caractéristiques (marche, troubles oculaires...) sur lesquels
nous n'avons pas à insister.

En dehors du tabes, l'abolition du *réflexe rotulien* a été
signalée, notamment dans l'alcoolisme (Œttinger), à une
certaine période. Nous avons cherché ce réflexe chez nos

(¹) DÉJERINE, *Etude sur le nervo-tabes périphérique* (*Arch. de physiol.*, 1884,
t. I, p. 233).

malades et nous l'avons trouvé : aboli des deux côtés dans les cas I, V, IX, XII ; normal des deux côtés dans les cas VII, VIII, XI ; exagéré des deux côtés dans les cas III, IV, VI ; plus fort d'un côté que de l'autre dans les cas II, X.

Quant au signe de Romberg, nous ne l'avons jamais nettement constaté. Chez quelques-uns de nos malades, la station sur un pied est difficile, les yeux fermés. C'est tout.

E. — **Paralysies alcooliques.** — La plupart des auteurs qui ont étudié les paralysies alcooliques ont signalé quelques troubles de la sensibilité. (Voir notre historique.)

Les troubles subjectifs (fourmillements, douleurs fulgurantes) font rarement défaut, surtout au début de la maladie ; ils accompagnent souvent le tremblement, les crampes, phénomènes initiaux assez communs ; enfin ils peuvent persister pendant le cours de la paralysie. Mais à cette période on rencontre surtout des troubles objectifs.

Nous ne reviendrons pas sur la nature, la distribution, les caractères de ces troubles que nous avons étudiés au chapitre III. Qu'il nous suffise de rappeler que les diverses plaques correspondent rarement au territoire d'un nerf.

Enfin, et c'est un point sur lequel nous appelons l'attention, *la paralysie peut exister sans aucun trouble sensitif.* Dreschfeld a déjà signalé ce fait par l'hyperesthésie : « Quoique l'hyperesthésie et l'hyperalgésie, dit-il ([1]), soient des symptômes dominants dans la paralysie alcoolique, je pense cependant que ces deux symptômes peuvent en certaines occasions se trouver absents et que les nerfs moteurs peuvent surtout être atteints. » Il nous a été donné de voir, dans le service de M. le professeur Pitres, l'intégrité absolue de la sensibilité dans des cas de paralysie alcoolique.

([1]) DRESCHFELD, *On alcoholic paralysis.* Brain, VII, 1884, p. 208.

Aussi affirmons-nous qu'aucun des troubles de la sensibilité dont nous avons parlé n'est indispensable au tableau de la paralysie.

Inversement, *les divers troubles sensitifs peuvent exister sans la paralysie*. Il suffit, pour s'en assurer, de parcourir les observations II, III, V, X, etc.

F. — **Symptômes cérébraux de l'alcoolisme**. — Nous avons déjà signalé le *delirium tremens* comme cause occasionnelle de troubles de la sensibilité cutanée. En dehors de cet épiphénomène aigu, l'intoxication chronique par l'alcool compte un certain nombre de symptômes psychiques sur lesquels l'attention est depuis longtemps portée. Nous voulons surtout parler des *rêves* (animaux mouvants, travaux professionnels); ils accompagnent souvent les fourmillements, les crampes et contribuent pour leur part à éveiller brusquement les malades.

Les hallucinations de l'ouïe et surtout de la vue, les éblouissements ont été notés, mais ne semblent pas avoir de rapports avec les troubles de la sensibilité cutanée.

L'intelligence de nos malades est en général bien conservée; la mémoire présente parfois des lacunes, surtout pour les faits récents; ajoutons que nos sujets (tous hommes) se rappellent avoir bu beaucoup et l'avouent franchement. Ils sont en général peu affectés de leur état; chez quelques-uns les peurs, les émotions sont vives (III).

VI

SIGNIFICATION PATHOGÉNIQUE

Nous n'insisterons pas sur l'étiologie. Dire qu'un buveur est sujet à des troubles sensitifs plutôt qu'à tout autre accident parce qu'il a une prédisposition nerveuse, est-ce une explication? Ce qu'il faut ne pas perdre de vue, c'est que l'alcool n'agit pas d'une façon toujours la même sur l'organisme humain, ainsi qu'il le ferait dans une cornue sur tel ou tel réactif. Sur dix sujets intoxiqués, on ne trouvera peut-être pas quatre cas semblables; et même dans les cas où le système nerveux est atteint, les altérations peuvent porter sur différentes régions (centres, périphérie).

Doit-on attribuer la variété de ces effets à la diversité des boissons alcooliques? Ce n'est pas probable. Il est d'ailleurs bien difficile d'éclairer cette question. Nos malades s'adonnent rarement à une seule liqueur; ils font le plus souvent à la fois des excès de bitter, de tafia, de vin d'Espagne, d'absinthe. Un seul fait mérite d'être signalé, c'est qu'il s'agit surtout de mauvais alcools, eaux-de-vie de grains, de pommes de terre, etc., etc., à qui l'on doit de ne plus pouvoir employer les mots *œnisme, empoisonnement éthylique*....

L'hérédité joue-t-elle un rôle dans l'inconstance du tableau de l'alcoolisme? C'est fort possible. Mais en fait, nous avons rarement eu à noter d'accidents nerveux ou autres parmi les antécédents de nos malades, et nous tenons à le rappeler en ce moment surtout où nous allons chercher la signification pathogénique des troubles de la sensibilité.

Le plus souvent, ces troubles, avons-nous dit, sont caractérisés par la disposition en îlots, la mobilité des plaques, leurs modifications par certains agents dits *œsthésiogènes*... Nous sommes donc appelés à parler de l'hystérie.

M. Charcot (¹), comparant à l'hémianesthésie hystérique les hémianesthésies toxiques (saturnine, alcoolique), doute fort que celles-ci fassent réellement partie de la nosographie des intoxications auxquelles on les rapporte. Voici d'ailleurs les conclusions de M. Charcot : « En résumé, Messieurs, je crois qu'un bon nombre des observations d'hémianesthésie alcoolique avec ou sans hémichorée (car il y a parfois tremblement unilatéral) citées par les auteurs sont des observations d'hystérie chez des alcooliques. Nous sommes ainsi conduits à poser la question que voici : *Existe-t-il une hémianesthésie alcoolique ?* et à y répondre ainsi qu'il suit : *Cela n'est pas encore démontré.* »

Aucun de nos malades n'est hémianesthésique ; un seul est atteint d'hémianalgésie alterne (ce qui demande une interprétation spéciale sur laquelle nous reviendrons plus tard). Nous ne pouvons donc pas discuter la nature hystérique ou non des hémianesthésies. Mais passons aux autres variétés, celles que présentent nos malades.

On sait qu'un alcoolique peut engendrer un hystérique, et inversement. Eh bien ! l'examen des antécédents de la plupart de nos sujets est, nous l'avons dit, négatif sur ce point. Le plus souvent dans nos cas il s'agit d'un sujet sain, qui se met à boire, s'intoxique et présente des troubles sensitifs. Faut-il voir là un épiphénomène hystérique chez un alcoolique ? Nous ne le pensons pas. Car si les troubles objectifs de la sensibilité

(¹) CHARCOT, *Hémianesthésie hystérique et hémianesthésies toxiques*. Leçon recueillie par le D⁻ Babinski, chef de clinique. (*Bull. méd.*, 25 mai 1887, p. 391.)

rappellent par quelques côtés ceux de l'hystérie [1], ils en diffèrent aussi sous d'autres aspects ; ainsi ils s'accompagnent ordinairement de phénomènes ayant des caractères spéciaux à l'intoxication ; troubles subjectifs (fulgurations, fourmillements), paralysie des extenseurs, délire, troubles visuels, etc. Peut-on arracher de ce cadre l'un ou l'autre de ces troubles pour l'attribuer à une autre cause? Telle n'est pas notre opinion. Il ne faut voir dans les troubles de sensibilité engendrés par l'hystérie et l'alcoolisme que des effets ressemblants, dus à des causes diverses ; de même que des paralysies de type à peu près semblable (alcoolisme, saturnisme) relèvent de toxiques différents. En somme, en dehors de l'hémianesthésie que M. Charcot tend à attribuer à l'hystérie, nous croyons à la *nature vraiment alcoolique* des troubles de la sensibilité que présentent nos malades.

Voyons maintenant sur quelle partie du système nerveux portent les altérations qui causent les troubles sensitifs de nos alcooliques. Nous ne croyons pas que l'alcool agisse uniquement sur tel ou tel point ; en d'autres termes, la *signification pathogénique* de ces troubles est *variable.* Nous regrettons vivement de ne pas avoir d'autopsie à l'appui des considérations qui suivent.

1. — S'agit-il de *névrites périphériques?* Oui, pour quelques cas, par exemple quand l'anesthésie est localisée à un territoire nerveux, et rebelle aux agents œsthésiogènes. Qu'il nous suffise de rappeler certains faits de M. Lancereaux, de M. OEttinger, qui ne laissent aucun doute sur la nature névritique de la lésion. Ces cas sont rares dans la clinique; mais expérimentalement, notre maître, M. Pitres, est arrivé à

---

[1] Pour les troubles de la sensibilité chez les hystériques, voir les ouvrages spéciaux, et notamment les leçons de M. PITRES (*Journal de méd. de Bordeaux*, 1887, nᵒˢ 26 et suivants).

produire chez le lapin, le cobaye, à l'aide d'injections d'alcool
à divers degrés, des névrites entraînant des troubles de la
sensibilité, avec ou sans paralysie (¹).

2. — Si la lésion n'est pas périphérique, quelle région de
l'encéphale pouvons-nous incriminer? *La capsule interne?*
Rarement, mais d'une façon sûre pour quelques-uns des cas
de M. Magnan : hémiplégie avec hémianesthésie. Nous avons
dit ne pas avoir parmi nos malades de cas de ce genre.

Quant à l'hémianalgésie alterne, nous ne l'expliquons que
par une lésion organique *bulbo-protubérantielle.*

3. — S'agit-il d'une *lésion corticale?* Rappelons-nous ce que
la physiologie nous apprend sur l'ablation des hémisphères
(Longet, Vulpian). Un rat sans hémisphère tressaute quand on
simule près de lui le bruit du chat; de même un lapin sans
hémisphère se plaint quand on le pince, se frotte les narines
quand on lui fait respirer des vapeurs ammoniacales. Cela
prouve qu'en dehors des hémisphères il y a d'autres centres
sensitifs sur lesquels nous devrons porter notre attention.

D'autre part, la clinique nous apprend que les lésions
corticales produisent entre autres symptômes :

a. — De l'hémiopie latérale homonyme;

b. — Des troubles psychiques de la sensibilité (cécité psychique, surdité psychique). Or nos malades ne présentent rien de
semblable. Éliminons donc l'hypothèse d'une lésion corticale.

4. — Il ne nous reste plus à invoquer qu'une lésion ou un
trouble fonctionnel des *centres basilaires,* de ces centres (protu-
bérance, pédoncules) où se forment les sensations brutes. Il
est bien probable qu'il ne s'agit pas d'altération matérielle-

(¹) PITRES ET VAILLARD, *Soc. de Biologie,* 9 avril 1887.

ment appréciable, mais plutôt de troubles peu connus de nutrition, de modifications en plus ou en moins de l'excitabilité, susceptibles d'être influencés par l'aimant, l'électricité et autres agents œsthésiogènes. Quoi qu'il en soit, nous croyons que *la plupart de nos cas sont d'origine basilaire.*

Nous ne ferons pas du traitement un chapitre spécial. Il nous suffira de dire, en terminant, qu'en présence de troubles de la sensibilité chez les alcooliques, il est bon d'employer d'abord l'aimant et l'électricité. Si ces agents ne donnent pas de résultats, on aura recours aux mercuriaux, etc. (Voir nos expériences.) Enfin on attendra de la suppression de l'alcool une amélioration plus ou moins lente, plus ou moins durable.

CONCLUSIONS

1° Les alcooliques présentent souvent des troubles de la sensibilité, objectifs ou subjectifs.

2° Les troubles objectifs que l'on peut observer sont : la perte de quelques-unes des sensations tactiles (volume, dureté, etc.), l'alphalgésie, la thermoanalgésie, l'électroanalgésie, et surtout l'hypoesthésie, l'analgésie et l'hyperesthésie à la piqûre.

3° Ces troubles sont le plus souvent disposés en îlots disséminés, ne correspondant pas aux territoires nerveux.

4° Ils peuvent se modifier soit spontanément, soit sous l'influence d'agents extérieurs.

5° Ils ne s'accompagnent pas d'incommodités notables et ne semblent pas modifier l'état des réflexes cutanés et des réflexes organiques.

6° Les troubles subjectifs consistent en fulgurations et fourmillements qui siègent habituellement aux membres.

7° Ces divers troubles cutanés, objectifs ou subjectifs, peuvent ou non s'accompagner de troubles de la sensibilité des tissus profonds, des viscères, des muqueuses, des organes des sens.

8° Ils ne sont pas indispensables au tableau de la paralysie alcoolique et peuvent exister sans elle.

9° Malgré une certaine analogie avec les troubles de la

sensibilité propres à l'hystérie, ils font partie de la nosographie de l'alcoolisme.

10° Leur signification pathogénique est variable; ils sont dus parfois à une névrite périphérique, parfois aussi à une lésion de la capsule interne; le plus souvent ils sont d'origine basilaire.

INDEX BIBLIOGRAPHIQUE

1821. SALVATORI. — *Commentatio pathologica et therapeutica de ebriositate continua, remittente et intermittente.* Mosquæ.

1822. JACKSON (James). — *New England journ. of med. and surg.* Boston, II, 351.

1848. DEMEAUX. — Thèse de Paris (obs. 11).

1847. DAUVERGNE. — *De l'Influence de l'habitude de l'ivrognerie sur l'ataxie; de la gravité de celle-ci* (Bull. gén. de thérap., Paris, XXIII, 13).

— MARCEL. — *De la Folie alcoolique* (Th. de Paris).

1848. VALLEIX. — *Bull. de thérap.,* t. XXXIV.

1849. VALLEIX. — *Gaz. des Hôp.,* 6 mars.

1850. CARPENTER. — *On the use and abuse of alcoholic liquors.* London.

— VALLEIX. — *Gaz. des Hôp.,* 21 sept.

1852. LECLERC. *De la Névralgie générale* (Th. de Paris).

— HUSS (Magnus). — *Kronische Alcoholskrankheit.* Stockolm. — Traduit du suédois en allemand par GERHARDT von den Busch. Leipzig.

— BOUCHARDAT. — *Cours oral de la Faculté de Paris.*

1853. LASÈGUE. — *Arch. gén. de méd.,* s. 5, I, p. 49, janvier.

— RENAUDIN. — *Ann. méd.-psych.,* p. 60, janvier.

— LASÈGUE. — Thèse de concours.

— FALRET (J.). *Recherches sur la folie paralytique et les diverses paralysies générales* (Th. de Paris).

— REBER. — *De l'alcoolisme chronique* (Th. de Paris).

1858. LAY-COCK. — *Illustr. clin. de la pathologie du delirium tremens* (Edinb. med. Journ.).

1859. THOMEUF. — *Essai sur l'alcoolisme* (Th. de Paris).

— TURCK. — *Ueber die Beziehung genisser Krankheitsherde des grossen Gehirns zur Anœsthesie,* XXXVI, 191 (Sitz. d. k. Ak. d. Wiss.).

1860. LASÈGUE. — *Revue critique,* in *Arch. gén. de méd.,* s. 5, XVI, p. 77.

— MARCET. — *On chronic alcoholic intoxication.* London.

— WILLSHIRE. — *Chronic alcoholism and its effects on the nerv. syst.* (Lancet).

— RACLE. — *De l'acoolisme* (Th. d'agrég.).

1862. MARCÉ. — *Paralysie alcoolique* (Soc. méd. des hôp.).

1864. FOURNIER. — Article *Alcoolisme* du *Dict. de méd. et de chir. prat.,* I.

— JACCOUD. — *Des Paraplégies.* Paris.

1865. LANCEREAUX. — Article *Alcoolisme* du *Dict. encycl. des sc. méd.,* II.

— LEUDET. — *Note sur les accidents nerveux périphériques de l'alc. chron.,* ibidem.

— LANCEREAUX. — *Etude sur les altérations produites par l'abus des boissons alcooliques* (Gaz. hebd., p. 435 et 464).

1866. DUMÉNIL. — *Contribution pour servir à l'histoire des paralysies périphériques* (Gaz. hebd., p. 56).

1867. LEUDET. — *Étude clinique de la forme hyperesthésique de l'alcoolisme chronique et de sa relation avec les maladies de la moelle* (Arch. gén. de méd., s. 5, IX, p. 5).

— BOURDON. — *Alcoolisme, hyperesthésie et convulsions* (Gaz. hebd. p. 414).

— WADE. — *On alcoholic narcotism* (Brit. med. Jour.).

1868. REIGNALD THOMPSON. — *On paralysis of the extensors* (Med. chir. Transact.).

— LECLÈRE. — *Étude sur quelques accidents nerveux aigus de l'alcoolisme chronique* (Th. de Paris).

1869. LECORRE. — *Sur l'abus des boissons alcooliques* (Th. de Montpellier, 16).

— FABRE. — *Maladies produites par l'abus des boissons alc.* (Th. de Montpellier, 29).

— FONTROBERT. — *Œnisme* (Th. de Montpellier, 66).

— MAGNAN et BOUCHEREAU. — *Observations d'alcoolisme chronique* (Mém. Soc. de Biol., p. 36).

— LANGLET et MAGNAN. — *Conf. clin. sur les maladies mentales et nerveuses* (Gaz. des hôp.).

— BOUCHARDAT. — *Journal de la Santé publique*, 27 mai.

— KENNARD. — *Three cases of alcoholism* (Méd. arch. St-Louis, 65-73).

1870. SIMMS. — *Cas de delirium tremens* (The Lancet).

1871. Discussion à l'Académie de médecine sur l'alcoolisme et le traumatisme (Bull. Ac. Méd., XXXVI).

— HANDFIED JONES. — *Epilepsy and other nervous affections resulting from the excessive use of alcohol* (The Practitionner, p. 331).

1872. WILKS. — *Alcoholic Parapeglia* (The Lancet, I, p. 320).

— HUNTER (William). — *Alcoholic Parapeglia* (The Lancet, I, p. 420).

— CLARKE (Lockart). *Alcoholic paresis and paraplegia* (The Lancet, I, p. 427).

1873. DAGONET. — *De l'Alcoolisme au point de vue de l'aliénation mentale* (Ann. méd.-psych., s. 5, IX, p. 212).

— MAGNAN. — *Leçons sur l'alcoolisme chronique* (Asile Ste-Anne).

1874. THORNBY. — *Alcoholism or some of the effects of alcohol on the nervous system* (Med. Press and Circ., p. 310.) London.

— CARPENTIER. — *Alcool. chronique. Mort. Autopsie* (Presse méd. belge, p. 73).

— LEUDET. — *Clin. méd. de l'Hôtel-Dieu*. Rouen.

— HAMMOND. — *The effect of alcohol upon the nervous system* (New-York Méd. Rec.).

1875. DESPLATS. — *Des Paralysies périphériques* (Th. d'agrég.).

— RENDU. — *Des Anesthésies spontanées* (Th. d'agrég.).

1876. ERB. — *Krankheiten der peripheren cerebro-spiralen Nerven* (Neurol. Centralbl., p. 514).

— WILKS. — *Bristih méd. Journ.*, p. 845, 31 déc.

1877. CHARCOT. — *Leçons sur les maladies du système nerveux*, II.

1878. BUZZARD. — *Alcoholism; etc.* BRAIN, I, p. 121.

— HAYNE. — *Alcohol.; its path. anat., cond.* West Lancet San Franc., p. 405.

— W. H. THOMSON. — *Nervous and muscular disord. in chr. alcoh.* (Méd. Rec., p. 181). New-York.

1879. JACCOUD. — *Tr. de path. int.*, 6e éd., II, p. 1021.

1879. WESTHAL. — Ueber eine bei chronischen alcoholisten Beobacht. Form von Gestœrung (Char. Ann. Berlin, 395-404).

— VULPIAN. — Leçons sur les maladies du système nerveux, II, 158.

— LEYDEN. — Maladies de la moelle épinière. Trad. franç. Paris.

— DEBOVE. — Cas d'hémianesthésie alcoolique gauche. Guérison par l'électricité (Bull. Soc. d. hôp., 14 fév., 2e s., XVI, p. 49).

1880. LEYDEN. — Ueber Poliomyelitis und Neuritis (Zeitschr. f. klin. Med., I, 387), — in Gaz. hebd., 7 janv. 1881.

1881. GRANGER STEWART. — On paralysis of hands and fets from disease of nerves (Edinb. med. Jour., p. 865). — Analyse dans Rev. Sc. méd., XVIII, p. 518.

— LANCEREAUX. — Des Paralysies alcooliques (Gaz. hebd. d. méd. et de chir., p. 119, etc.).

— LANCEREAUX. — Leçons sur l'absinthisme chronique (Gaz. méd. Paris, p. 191, etc.).

1882. G. BALLET. — Article Sensibilité du Dict. d. méd. et chir. prat., XXXIII.

— LANCEREAUX. — Intoxication par le vulnéraire et l'eau de mélisse (Union méd. p. 673).

— GAUTIER. — Etude clinique sur l'absinthisme chronique (Th. de Paris).

— FISCHER. — Einige eigenthümliche Spinalerkrankungen bei Trinkern (Arc. f. Psch. und Nervenkr, XIII, p. 1).

— MYRTLE. — On a case of acute ascending paralysis; chronic alcoholism (Brit. méd. Journ. London, I, p. 312).

1883. PITRES et VAILLARD. — Contribution à l'étude des névrites périphériques non traumatiques (Arch. de neurol., p. 190).

— STRUMPELL. — Zur Kenntniss der multiplen degenerativen Neuritis (Arch. f. Psych. u. Nervenkr., p. 339. — Rev. d. Sc. méd., XXV, 178).

— GLYNN. — Cases of alcoholic paraplegia (Liverp. méd. surg. Journ.).

— LEVAL-PICQUECHEF. — Case of alcoholic paraplegia (Liverp. méd. surg. Journ.).

— WILLE. — Quelques relations cliniques de l'alcoolisme chronique. Congrès des naturalistes et médecins allemands à Fribourg. In Arch. de Neurol., VIII, 225, 1884.

1884. DÉJERINE. — Du Nervo-Tabes périphérique (Arch. de phys., p. 281, 15 fév.).

— BROADBENT. — On a forme of alcoholic spinal paralysis (The Lancet, 294). — Discussion à la Sc. de méd. roy. de Londres (Ibidem).

— MOELI. — Statisch. u. Klin. über Alkoholismus (Char. Ann., IX, p. 541).

— CH. FÉRÉ. — Des Paralysies alcooliques (Progrès méd., 14 juin, p. 475).

— DRESCHFELD. — On alcoholic paralysis. — Brain, London, VII, p. 200-211.

— CHARCOT. — Leçons sur les paralysies alcooliques, réc. par Gilles de la Tourrette (Gaz. des hôp., 28 août).

— SEELIGMULLER. — Myelitis der Potatoren (Tagebl. d. Versammb. deutsch. Natur. u. Arzt. zu Magdeburg). Analyse in Deutsche med. Zeit., nov. 1884.

— KRUCHE. — Pseudotabes der Alkoholiker. (Deutsche med. Zeit., no 72).

— DÉJERINE. — Paralysie alcoolique. (Gaz. d. hôp., 25 oct.).

— HADDEN. — Two fatal cases of alcoholic paralysis. (The Lancet, II, 735).

1885. REY. — Paraplégie d'origine alcool., suivie de guérison. (Ann. med. psych.).

1885. LANCEREAUX. — *Paralysies toxiques et paralysie alcoolique*, rec. par Œttin-
    ger. (*Union méd.*, II, 73).
  — ŒTTINGER. — *Étude sur les paralysies alcooliques (névrites multiples chez*
    les alcooliques) (Th. de Paris).
  — HUN (Henry). — *Alcoholic paralysis* (*Amer. Jour. med. Philad.*, 372).
  — CASANOVA. — *Intoxications chroniques par l'alcool, l'absinthe et le vulné-*
    raire (Th. de Paris).
  — HADDEN. — *Cases illustrating the symptoms and treatment of chronic*
    alcoholism as it affects the nervous system (*The Lancet*, II, 610-661).
  — SCHULTZE. — *Beitrag der Lehre des multiplen Neuritis bei Potatpren.*
    (*Neurol. centralbl.*, 1er oct.).
  — LŒVENFELD. — *Névrite périphérique chez un alcoolique* (*Neurol. centralbl.*,
    nos 7 et 8).
  — LILIENFELD. — *Névrite dans l'alcoolisme* (*Berl. Gesellschr. f. Psych.*,
    13 juillet).
  — SCHULZ. — *Névrites périphériques. Alcoolisme* (*Neurol. centralbl.*, nos 19,
    20, 21).
  — BUZZARD. — *Sur certaines formes de paralysie dues à la névrite périphé-*
    rique (Harvelan Lectures), in Sem. Méd., p. 401, 409.
1886. BRISSAUD. — *Des Paralysies toxiques* (Th. d'agrég.).
  — GOMBAULT. — *Sur les lésions de la névrite alcoolique* (Compte rendu Ac. d.
    Sc., 22 févr.).
  — UHTHOFF (W.). — *Untersuchungen uber den Einfluss des chronischen Alko-*
    holismus auf das menschliche Sehorgan (*Arch. f. Opht.* Berlin,
    XXXII, 4 Abt., 95-188).
  — KAST. — *La Névrite dégénérative primitive au point de vue clinique et ana-*
    tomique (*Deutsch. Arch. f. klin. Med.*), in Progrès Méd., 7 mai 1887.
1887. VIERORDT. — *Dégénérescence des cordons de Goll chez un buveur.* (*Arch. f.*
    Psych. u Nervenkr., XVII, 2).
  — GORTON. — *Two cases of chronic alcoholism.* (*Boston med. and surg.*
    Journ., CXVI, p. 201).
  — PITRES et VAILLARD. — *Névrites périphériques expérimentalement provo-*
    quées par des injections hypodermiques de diverses substances. (*Soc.*
    de Biol., 9 avril).
  — STEPHAN. — *De œtiologie van multiple neuritis.* (*Nederl. Tijds. v. Geneesk.*,
    16 avril).
  — GILLES DE LA TOURETTE. — *James Jackson et les paralysies alcooliques*
    (*Arch. de Neurol.*, mai, p. 381).
  — ROUSSEAU. — *Un cas de pseudoparalysie générale alcool.* (Encéphale, mai).
  — FINLAY, etc. — Discussion sur la paralysie alcoolique à la Soc. Roy. de
    Méd. et de Chir. de Londres (voir Sem. méd., 1er juin).
  — CHARCOT. — *Hémianesthésie hystérique et hémianesthésies toxiques.* Leçon
    rec. par le Dr Babinski, chef de clinique. — Bull. méd., 25 mai, p. 387.
  — PITRES. — *Leçons sur les paralysies alcooliques.* — Hôpital Saint-André,
    Bordeaux, juin.

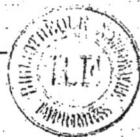

Bordeaux. — Imprimerie G. GOUNOUILHOU, rue Guiraude, 11.

www.ingramcontent.com/pod-product-compliance
Lightning Source LLC
Chambersburg PA
CBHW071527200326
41519CB00019B/6102